精神科看護
THE JAPANESE JOURNAL OF PSYCHIATRIC NURSING
2015.9 CONTENTS
vol.42 通巻 276 号

特集

患者との「距離」を知る

004
精神科看護における患者との「距離」
大西香代子

008
シュヴィングを現代に読む意味
患者のそばにいるために
木野徳磨

013
そばにいることで見えてくるもの
認知症看護における患者さんとの距離
矢田弓子

017
うつ病患者と看護師の距離
話を聞き，言葉を引き出す
吉﨑弘之

020
精神科救急病棟における依存症患者との対人距離について
斉藤恵子　榊 明彦

023
治るときにはタイミングが重要
倉田さくら

◀連載▶

026 ◀ ピンポイント連続講義 今日から始める口腔ケア②
　　　古賀ゆかり

030 ◀ 精神科認定看護師制度のエッセンス③
　　　畠山卓也

041 ◀ 看護に行き詰ったら，当事者に訊いてみよう⑮
　　　やましたようこ　大野剛史　森咲裕美　あきこ　やまっち　こだぬき　梅川康輝

044 ◀ WRAP®をはじめる！⑨
　　　増川ねてる　藤田茂治

053 ◀ 気づきを活かす事例検討会④
　　　末安民生　西池絵衣子

060 ◀ 過古のひと　夜明け前の看護譚⑰
　　　重黒木 一

068 ◀ 清里 楽園生活のすすめ⑪
　　　吉田周平

070 ◀ 喪失と再生に関する私的ノート㉑
　　　米倉一磨

072 ◀ 土屋徹のjourney&journal㊽
　　　土屋 徹

074 ◀ 坂田三允の漂いエッセイ⑭
　　　坂田三允

076 ◀ 本との話
　　　◆『精神障害者の地域移行支援』
　　　岡本一郎

Ⅰ ◀ 形なきものとの対話㉖
　　　竹中星郎

Ⅱ ◀ 写真館⑯②◆丸山喜与春さん
　　　大西暢夫

033 ◀ **クローズアップ**
　　　社会医療法人緑峰会養南病院／岐阜県海津市
　　　編集部

025 ◆ まさぴょんの精神科看護日常茶飯事
078 ◆ 書籍紹介
079 ◆ 次号予告・編集後記

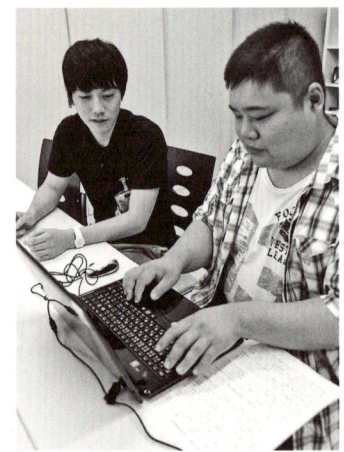

特集

患者との「距離」を知る

- ☑ 精神科看護における患者との「距離」
- ☑ シュヴィングを現代に読む意味
- ☑ そばにいることで見えてくるもの
- ☑ うつ病患者と看護師の距離
- ☑ 精神科救急病棟における依存症患者との対人距離について
- ☑ 治るときにはタイミングが重要

特集にあたって

◉医療法人北仁会旭山病院◉
南 敦司

　今回の特集は「患者－看護者の距離」がテーマである。

　患者－看護者関係は時代を問わず，これまで多くの看護理論のなかで述べられてきた。それは看護を行う看護者も「人間」であり，看護を受ける対象者である患者もまた「人間」である以上，その関係を論ずることは常に必然であったからだろう。

　思えば，私が精神科看護に従事しはじめたころ，この「患者との距離感」がうまく掴めず悩むことが多かったように記憶している。「巻き込まれ」を起こしてしまい，先輩からたしなめられることや，反応の乏しい患者とのかかわりが苦手で接触を避けることもあった。

　"精神科看護の達人"といわれる方たちは，押しなべて「患者との距離感」をうまく保ちながらケアを深めている。それは精神科看護がかつて大切にしてきた情緒的交流であり，経験から積み上げられる「知の結晶」のようにも見えた。

　現在の精神科医療では，急性期治療病棟の稼働により，患者の回復はクリティカルパスや疾患教育プログラムのなかで進んでいく印象が否めない。そのなかで患者－看護者間には以前のような情緒的交流が乏しくなり，どこか冷めた印象を受けることが増えてきている。

　いま一度「患者－看護者の距離」を考えてみることは，機能分化の進んだ精神科医療に通底する共通項を認識するために意義のあることだと思う。

精神科看護における患者との「距離」

はじめに

1）患者との物理的距離

　ある日の授業，学生に「負担に感じない範囲でできるだけ近くへ」と指示して，立っている私のところに歩いて来させる。たいがい学生は60～70cmくらいのところまで来て，ためらいがちに立ち止まる。たまに，ぐぐっと近寄ってくる学生がいて，私のほうがのけぞりそうになることもある。自分のまわりにある「パーソナル・スペース」を意識させる授業である。これは他人に侵入されたくない安全な空間であり，相手との関係性（どの程度親しいか）によって，あるいはその人の性格などによってもその大きさ・距離は異なると言われている[1]。私を相手にするのではなく，仲のよい友だちに近寄ってもらうと，体がくっつきそうなくらいに並んでも平気な顔をしている。もちろん，ラッシュ時の電車など，状況によってはやむを得ず他人に対しても「パーソナル・スペース」を縮めることもあるが，その場合は視線を合わさないようにして，「距離」をとろうとする。

　信頼関係にもとづいた看護，というのはどの領域でも基本となるが，とりわけ精神科においては重要であり，それは患者との「距離」を自覚し，適切な距離にまで近づくことなくしては成り立たない。しかし，精神科の患者は，人

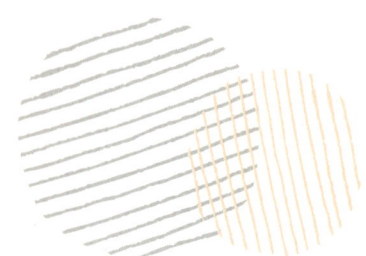

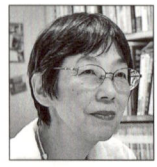

園田学園女子大学人間健康学部人間看護学科
教授（兵庫県尼崎市）
大西香代子 おおにし かよこ

とのかかわりをもつことにアンビバレントであり，「距離」の取り方には注意が必要である。私自身の臨床経験を振り返ってみても，よく相談に来るなど信頼関係ができている患者に話をしようと何気なく近寄ったら，後ずさりされたということもあった。自分のまわりの個人的空間への侵入は，「自我領域」への侵犯[2]となり，一般に統合失調症の方では，人との距離を広くとることがわかっている[2]。

2) コミュニケーションが表す「距離」

人と人との「距離」は，このような物理的距離によるだけでなく，コミュニケーションの取り方によっても異なってくる。かつて，若い患者や長年入院している患者を「ちゃん」づけで呼ぶ看護師は珍しくなかった。患者との「距離」を近づけたいという意図をもってそうしていたこともあろうが，長年のうちに関係が近くなったと看護師が（おそらくは一方的に）思い込んでいたことも多かっただろう。他にも，ていねいな言葉遣いより，タメ口やざっくばらんな話し方では距離が近くなり，話の内容もプライベートなものになるほど距離が近くなる。「ナイショ話」が友だちの証のように思えるのはそのためだが，患者の場合，「打ち明け話が『ワイロ性を帯びた贈り物』であることもある」[3]と言われているように，注意が必要である。

「そばにいること」の大切さ —配慮を伝える

距離が遠すぎてはかかわりをもてないが，精神科の患者の多くは人とのかかわりが時に脅威となってしまう。そこで，人とのかかわり，看護師とのかかわりが「安全」であることを感じてもらうことが何より必要となる。とりわけ，頑なにかかわりを拒否する患者，反応の少ない患者では，シュヴィング[4]のように「そばにいること」が，閉ざされた扉を開けることになる。松谷[5]はこれを「『置物』になれ大作戦」と名づけ，"特に何もせず，ただそばにいるだけ"を実践している。何しに来たと問われると「そばにいたいんだけど」と伝え，出て行けと言われるといったん退室し，また訪室することをくり返す……こんなふうに，そばにいて「あなたのことを気にかけている」というサインを送り続けることが，患者との距離をつめる第一歩となる。

私が学生のときに受け持った患者は，幻聴が激しく，話しかけてもまったく振り向いてくれないことが多かった。少し話ができても，すぐに窓のほうを向いて，私には見えない誰かと対話を始めてしまう。仕方がないので，私はデイルームにいる他の患者たちと話をして過ごしていた。それはそれでたいへん勉強になったが，受け持ち患者とは信頼関係どころか，かかわりのきっかけさえつかめなかった。そんなある日，患者の爪が伸びているのに気づき，爪切りをもって訪室した。その方は30代の女性で，もちろん自分で爪くらい切ることはできただろうが，私が両手の爪を切り，ていねいにやすりをかけて仕上げた。それをきっかけにかかわりがもてるようになり，最終的には院外への散歩にも2人で出かけられるようになった。

看護師は「自立」が好きである。とりわけ，身体機能やADLに関しては患者が自立して行えるようにすることこそが患者のためであり，看護の役割だと信じてられている。そのため，

自分でできることまで看護師がやるのは「甘やかす」ことになり，「自立」を阻害すると嫌う。でも，少しぐらい甘えたからといって，自立できなくなるわけではない。自分で洗髪できても，美容院で髪を洗ってもらうといい気持ちになる。患者も一度看護師（あるいは看護学生）が爪を切ったからと言って，次から自分で切らなくなるようなことはない。爪が伸びていることに気づいたこと自体が，その患者を気にかけていたことを示すことになり，身体ケアを通して配慮を伝えることができるのは，看護師の特権，相手に脅威を感じさせることなく距離をつめることのできる絶好の機会となる。

近すぎる距離の危険性
―巻き込まれ

おそらくは甘える経験をすることなく育ったであろう患者のことを考えると，甘えられる関係というのは一概に否定すべきとは思わない。しかし，それが「依存」の関係になってしまうと危険である。看護師による「ちゃん」づけが否定されるのは，相手を無力化していく，つまり患者自身が保護の必要な無力な存在だと思い込むように方向づけ，（意図的かどうかは別として）コントロールしやすい存在にしてしまうからである。距離が遠いと援助の手は届かない。かといって，近すぎる距離もまた危険に満ちている。

看護は患者のためにある。患者のために行動するのはよいが，患者のために患者に代わって行動しようとすると別の問題が生じる。家族が自分の気持ちを理解してくれない，あるいは他患者にひどいことを言われたと涙ながらに話す

患者の話に耳を傾け，患者のつらい気持ちをわがことのように感じてしまうと，家族や他患者に対して患者の気持ちを代弁したくなる。その背景には，アドボカシー（代弁者と訳されることもある）という言葉が浮かんでくるということもあろうが，もともと看護は医療従事者のなかでもっとも患者と距離が近く，調整役を担っているとの自負もある。ひょっとすると，患者は弱い存在，守ってあげないといけない（無力な）存在という，偏見と紙一重の思い込みもあるかもしれない。本来，本人が対処するべきことを代わって解決してあげるのは「巻き込まれ」であり，距離という点では，患者―看護師関係として不適切な近さということになる。

距離が遠いことは比較的自覚しやすいが，巻き込まれていることには気づきにくい。恥を忍んで言えば，私も何度か巻き込まれたことがある。患者から，どうしても話したいことがあるので主治医をすぐに呼んでほしいと泣きそうな顔で言われ，主治医に連絡をとったところ，「次回の診察をいつするかはちゃんと約束してある」と言われてしまった。でもどうしても話したいことがあると言っているのでなんとかなりませんか，とお願いしたところ，「あなた自身がすぐ話を聞くべきだと判断したの？」と問い返され，巻き込まれていることに気づいたこともあった。患者さんの話を「傾聴」し「共感」するあまり巻き込まれると，それが反治療的となってしまうのが精神科の怖さでもある。

自分の感情を手がかりに

人と人との距離は目に見えないが，感じることはできる。人と人との関係も目に見えないが，

感じることはできる。あなたが感じる患者との距離や関係は，患者が感じていることとまったく同じではないとしても，相似形―形は同じで大きさが異なる―をなしている。距離が遠い，近づけた，居心地がよい／悪い，気まずい，不安……あなたがそう感じるとき，患者も同じような思いを（程度は異なるにしても）している。それだけでなく，たとえば約束したにもかかわらず自傷行為をくり返したり，看護師に怒りをぶつけてきたりする患者に対し，看護師は苛立ちや無力感，虚しさ，時には怒りや憎しみといった感情を抱いてしまうことがある。こういった感情も，実は患者が長い間体験してきた感情にほかならないと言われている[6]。

　私が看護師として働きはじめて最初に担当した患者のことをいまでもよく覚えている。何度目かの入院だったが，症状が再燃して入院してきたばかりだった。自己紹介をして少し話をしようとしたが，その患者はすぐに立ち上がり，歩き始めた。中庭に出てぐるりと歩き，ベンチに座ってタバコに火をつけたかと思うと，すぐにまた立ち上がり，歩きながらタバコを吸い，短くなるとすぐに次のタバコに火をつける……。思わず，どうしてそんなにタバコを吸うのかと問うと「時間が経たないんだよ」とぼそっと答えてくれた。話ができないので，30分もしないうちに諦めてそばを離れたのだが，まもなくその患者は無断離院してしまった。幸い，自宅に戻られていて大きな事故とはならなかったが，このとき，私自身の感じていた苛立ちや，話をするどころではないといった気持ちが，実は患者の思いと（程度は異なるが）同じ，ということに気づけなかったことをいまでも申し訳なく感じている。

おわりに―自覚的であれ

　患者を理解するためには，患者が言語的・非言語的に発するメッセージを的確に受け取ることが大切だが，そのためにも自分の気持ち，自分のこころが手がかりの1つとなる。自分の気持ちを見つめること，特にそれが怒りであったり，苛立ちであったり，否定的なものである場合，見つめることは苦痛を伴うが，ごまかさずに自分と向きあっていくこと，「抑圧」や「投影」といった防衛機制が働いていないかと，みずからに問いかけることが必要となる。患者との距離が近いのか遠いのか，もっと近づいたほうがよいのか，少し離れたほうがいいのかという判断は，自分の感覚が頼りとなる。自分のこころと対話すること，自分の気持ちを常に意識し，客観視すること，それを面白いと感じるあなたは，もう精神看護から逃れられないだろう。

〈引用・参考文献〉
1) 渋谷昌三：人と人との快適距離―パーソナル・スペースとは何か．日本放送出版協会，1990．
2) ロバート・ソマー，穐山貞登訳：人間の空間―デザインの行動的研究．鹿島出版会，1972．
3) 中井久夫，山口直彦：看護のための精神医学．医学書院，2001．
4) G.シュヴィング，小川信男，船渡川佐知子訳：精神病者の魂への道．みすず書房，1966．
5) 松谷典洋：隗より始めよ！　治療や身体ケアをさせてもらえる関係を作る小さな作戦．精神看護，16(2)，p.44-49，2013．
6) 白柿綾，月江ゆかり，青戸由理子，武井麻子：身体をケアする．武井麻子編，系統看護学講座専門分野Ⅱ 精神看護の展開．医学書院，2013．

シュヴィングを現代に読む意味

患者のそばにいるために

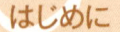

はじめに

1966年に本邦で刊行されたG.シュヴィング（小川信男・船渡川佐知子訳）の『精神病者の魂への道』には，20世紀初頭においては意志の疎通が絶望的であると考えられていた分裂病患者に対し，シュヴィングが人間的な接触を重ねていく様子が叙述されている。シュヴィングが患者と接し，穏やかに患者の心がほぐれていく過程を読み進めると，精神科看護師であれば自然と自身の臨床での体験が重なってゆき，こちらの心も癒されるように感じられるだろう。

『精神病者の魂への道』で述べられていること

1）シュヴィングの示す患者への接近の仕方

本書のなかで，シュヴィングの実践は，いくつもの症例を通じて描写されている。「保護室の中でぎらぎらと目を見開き，絶え間なく動きながら暴れ狂う」[1]まるで「不気味な焔によって焼き尽くされ燃えきってしまうような」[2]急性期にある患者に対し，シュヴィングは穏やかに驚かせないように接近し，本人が何を望んでいるのかを尋ね，もつれた髪を梳かそうとする。またあるときは，拒絶，緘黙する病者に対し，心を込めたあいさつとともに「患者の告げ

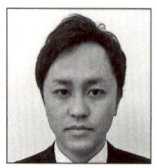

独立行政法人国立病院機構東尾張病院
精神看護専門看護師（愛知県名古屋市）

木野徳磨 きの とくま

患者との「距離」を知る　特集

たいと思ったこと，そして言いやすいと思ったことだけはいつも伝えてくれるよう」[3]に頼む。そして，身動きひとつせず，黙ったままの患者のそばに静かに座り，「私はたんに彼女のためにそこにいるのです。2人とも黙り込んでいる時でさえ，という意味のことを示そう」[4]とする。

このように彼女は患者の言動に解釈を加えずに，ただ患者とともに過ごし，患者が何を感じ考えているのかを理解し，なぜ患者がそうしなければならないのかを理解しようとする。そして理解したところを応答（言葉だけではなく態度）で伝えることをくり返していく。このかかわりは徐々に患者の内面に変化を起こし，彼女と患者は「良い関係」[5]を築いていく。ここで彼女と患者との間に成立した関係は「精神分析への予備的段階」[6]であると述べている。しかし，シュヴィングの示す患者への接近の仕方や，彼女が患者との間に築く「良い関係」自体が精神科看護であり，私たちが今日に学ぶことのできるもっとも価値あるものといえるのではないだろうか。

2) 良好な援助的関係自体が精神的支援となる

良好な援助的関係のもとで，患者は安心して思いを表出し，緊張を緩和することができる。さらに，患者が安心できる環境のもとで看護師と人間関係を発展させることは，対人関係に悩むその人の自我の成長につながる。すなわち，この本から再認識させられるのは，良好な援助的関係はそれ自体が精神的支援になるということである。加えて，良好な援助的関係はケアを効果的なものにする。同じ退院支援ひとつをとっても，看護師が患者の望む生活はどのようなものかを考え，患者とともに不安なこと，悲しいことや怖いことを共有しようとすることは，患者が新しい生活に踏み出す力を大いに支えるだろう。

3)「母なるもの」と精神科看護

また，ここでシュヴィングは，助力者と患者の「良好な関係」をもたらすために，看護師は「母なるもの」[7]を患者に与えることが必要であると述べている。この「母なるもの」とは，「相手の身になって感ずる能力，他のひとの必要とするものを直感的に把握すること，そしていつでも準備して控えていること」[8]あるいは「自分自身の運命と同様にほかの人の運命も大切にすること」[9]と示されている。ここで彼女が実践していたのは，精神病者であっても1人の人として尊重し，心から支援しようとすることであるといえる。相手が成長し自己実現することを願いながらかかわる態度，それこそが精神科看護の本質であると感じさせてくれる。

『魂への道』を通じて考える今日の精神科看護—現状・課題をどう打開するか

1) 入院期間の短縮のなかで

相手の成長を願いながら"患者のそばに"いることが，精神科看護の本質だと述べてきた。しかし昨今，業務量の多さから看護師が"患者のそば"にいられなくなったという声を聞く。たしかに，薬物療法の進歩により症状は早急に落ち着くようになり，入院期間は短縮している。また，クリニカルパスが"一般的にもっとも効果的である"と指し示す時期に服薬の自己管理指導や退院支援プログラムが施され，患者

は病院を去っていく。短期間に行わなければならないことが明確になった入院医療において，さらに効果に対するエビデンスやアウトカムが求められるようになると，看護師の目は認知的評価の高い心理社会的教育や認知行動療法へと注がれる。

このような環境において，ふと病棟を見渡すと，"手のかかる患者"としてナースステーションで話題にされながらも，当の本人がパジャマ姿で昼食をとり，夜になっても彼の部屋のカーテンは閉められることがない，といった光景に出会う。この違和感から，日常的で，直接的な患者へのかかわり―日々の検温，部屋の環境整備，食事介助，入浴介助，爪切り―が疎かにされているのではないだろうかと危惧を感じる。

2) 患者に関心は注がれているか

看護師が触れたとき力の入る患者の腕，伸びた爪，畳まれたまま着替えられることのない洋服，入院時から片づけられた形跡のない部屋の様子。「パジャマを着替えていないのはなぜですか？」「今日は緊張しているように見えますよ，どうかしましたか？」と看護師が患者に関心を注ぎ，声をかけるという投げかけは，患者の，なんらかの理由で見失しなわれていた自分自身への関心を取り戻すことにつながるかもしれない。また，注がれる看護師の関心は，患者にとってはうっとうしいものととらえられることもあるだろう。しかし，これら患者の内面に生じる感情も，患者と患者を取り巻く世界との交流を取り戻すきっかけになるかもしれない。そして「着替えてきたね」という看護師の声に，いつか患者はほぐれた笑顔で応えるようになるかもしれない。

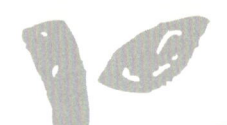

日常のケアも，相手が成長し自己実現することを願わなければ，それは「看護」ではなく業務になる。しかし，看護師が日常のケアのなかにある看護の本質に気づき，意図したかかわりをとることによって生じる患者の内面的な変化を読み取るようになったとき，そこから生まれる「良好な関係」と，さらに積み重ねることのできる患者の成長は計り知れないと考えられる。精神科看護にとっていまあらためて再認識しなければならないのは，この日常の直接的な患者へのかかわりであるといえる。

3)「患者のそばに」いられるようにするために

では，日常のケアのなかにある精神科看護の本質を再認識し，看護師が自然と「患者のそばに」いられるようになるために，どのようなことができるだろうか。まず，日常のケアを妨げる多忙な業務があるとき。それらの業務は「患者の回復にとって必要なことは何か」という視点から整理整頓できるかもしれない。患者にとって安全な環境を提供するために煩雑になっていく業務だからこそ，スリムに，正確に，効率よく行うように務める必要がある。

次に，看護師に日常のケアのなかにある精神科看護の本質を再認識するために，患者のもとへと足を運んでもらう必要がある。

「患者さんのそばにいること」が苦手な精神科看護師へのサポート

1)「どうして私はあの患者さんと話しにくいのか」という内省

ここまで，日常のケアのなかにある看護の本質に気づくことの重要性を述べてきた。しか

し，ここでさらなる課題として，「患者さんのそばにいる意味がわからない」「何を話したらよいかわからない」「そばにいても間がもたない」がゆえに「患者さんのそばにいること」が苦手な看護師について考える必要がある。同時にリソースナースとして具体的にどのようなサポートが必要であるかについて考えてみることにする。

　精神科での自身の経験を振り返ってみると，苦手な患者というのは，自分にも，またベテランの先輩看護師たちにもいた。このことについて，私は「苦手な患者に無理をしなくてもよい」といわれてきたように思う。言葉にしなくても「あなたが苦手だ」というメッセージは患者へ伝わってしまう。そのため，こちらから無理に話す必要はない。「どうして私はあの患者さんと話しにくいのか」という疑問をもちながら，患者に関心をもちつづけ，あいさつすることをつづけていけば，自ずと患者は必要なときに声をかけてくれるようになるかもしれない。

2)「立場の変換能力」を育てる

　患者に関心をもつこと，これには「立場の変換能力」を育ててもらうことが効果的であるように思う。

　近ごろ，相手の立場に立って考えることを苦手とする看護師が増えてきてはいないだろうか。苦手な患者であろうが，こちらから話しかけることにためらいがあろうが，精神科看護における重要な前提は，患者の人生を自分の人生と同じく大切に思うことである。たとえば自分の家族が日中もパジャマ姿で食事をしていたらどうだろうか，と考えてみる。つまり「立場を変換して」考えてみてほしい。自分の家族と同じくらい相手を大切にしたいという気持ちがあれば，自ずと看護師の態度は変わるだろう。

3) リソースナースとして考えること

　患者の人生を自分の人生と同じく大切にするという思いの源は，患者に回復してほしい，患者に少しでも幸せな人生を送ってほしいと願う気持ちと，一方で専門職業人としての義務感であるかもしれない。また，そこには看護師になった理由や，いくつもある領域から精神科での看護を選択した動機が影響していると思う。リソースナースとしては，看護師それぞれの背景や看護観を理解しながら，1人1人の看護師が患者のそばに無理なく足を運べるようにサポートするよう務める必要がある。

　このサポートの方法として，具体的には，患者にご協力をいただき，患者が体験している世界を教えてもらうような勉強会を企画することが考えられる。同じ事象でも，患者中心に考えてみることで看護師が見ている世界は変わり，自ずと看護師の態度にも変化が起こっていく。

　また，入院時に看護計画を立案する際，患者とともに目標や入院期間のなかで取り組むことをともに決定していくことも，その具体的な方法としてあげられる。あたりまえのように思うかもしれないが，患者にとっての治療・看護の方針であるはずが，多忙な業務のなかで看護師だけで決めてしまいがちである。しかしこの取り組みは，看護計画を患者のためのものにすると同時に，患者とかかわることを苦手とする看護師にとっては，患者と対話するきっかけとなる。これは専門的な援助関係の構築の一歩につながる。

おわりに

　これまで述べてきたようなサポートが，精神科看護師の日常のケアのなかに患者の成長を願う気持ちを込めることを促し，それまで「業務」や「義務」と感じていたことのすべてが「看護」へと昇華されることが望まれる。

〈引用・参考文献〉
1）G. シュヴィング，小川信男，船渡川佐知子訳：精神病者の魂への道．みすず書房, p.18, 1933.
2）前掲書1), p.18.
3）前掲書1), p.57.
4）前掲書1), p.58.
5）前掲書1), p.37.
6）前掲書1), p.3.
7）前掲書1), p.37.
8）前掲書1), p.41.
9）前掲書1), p.41.

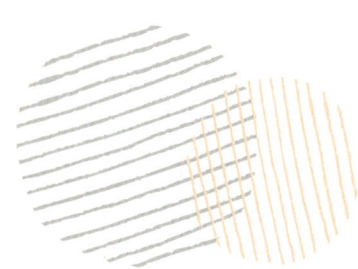

特集 患者との「距離」を知る

そばにいることで見えてくるもの
認知症看護における患者さんとの距離

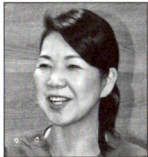

公益財団法人積善会曽我病院認知症治療病棟主任
精神科認定看護師 老年期精神障害看護領域（神奈川県小田原市）
矢田弓子 やだ ゆみこ

はじめに

いまから10数年前、認知症治療病棟に異動になった私は、患者さんを前にして「どのように接していいのか」と戸惑ったことを覚えている。当時の私には認知症に対する知識もケアの技術もなく、それまでの経験だけが頼りというなかでのケアであった。

そばにいなければ見えてこないものがある

1）業務優先のかかわりとなっていた

認知症の原因疾患は多様であり、その代表的なものにアルツハイマー型認知症、血管性認知症、レビー小体型認知症、前頭側頭型認知症などがあるが、当時、それはカルテ記載上の分類で、入院された患者さんはすべて「認知症」であり、すべての患者さんにほぼ同じようなケアをしていた。病棟の日課に合わせて、食事の時間になれば一斉に患者さんを食堂に誘導し、入浴日であれば、入浴を拒む患者さんにも数名の看護師がなだめながら促すといった、業務優先のかかわりであった。

その当時はBPSD（周辺症状）という言葉もなく、周辺症状は「問題行動」としてとらえられ、「どのようにしたら患者さんの問題行動が改善されるのか」ということを中心にカンファ

レンスが行われていた。

いま振り返ってみると，患者さん本人は置き去りで，個別性への配慮はほとんどなく，業務の進行を優先したかかわりであり，「そばに寄り添う認知症看護」ではなかったと反省している。

2）患者さんのそばにいることで個別性・疾患の多様性に気づくことができる

患者さんには，それぞれの生活歴があり，その人らしさというものがある。

看護師は，その人らしさを知ろうと，もっと患者さんのことを理解しようとして，患者さんのそばに寄り添い，話しかけたり一緒に作業療法に参加したりする。

その人のいままでの人生を，そばに寄り添いながら理解しようとすることで，現在の患者さんの精神状態や行動の意味が理解できるようになったり，その人らしさ，個別性というものが見えてくるようになる。そうするうちに，疾患による特徴（たとえば前頭側頭型認知症の方の発症時の脱抑制的なエピソードや，まねをしたり同じ行動をくり返す行為，指や洋服の裾を口に入れる行為など）が見えてくるようになった。また，経験をくり返すうちに，すべて「認知症」と一括りにしてとらえていたことの間違いに気づき，疾患別に病態が違うこと，症状には特徴があること，特徴やその人らしさをケアに生かすことができることを実感するようになった。こうしたことは患者さんとの距離が遠いままでは理解できなかっただろう。

寄り添うことで見えてきたもの ―Aさんとのかかわりを通じて

特に印象に残っているAさんのことを紹介したい。

1）陰性感情とともに距離が生まれる

Aさんは，アルツハイマー型認知症と診断された70歳代の女性。焦燥感が強く，いつも困惑した表情で「どうしたらいいの？」「ねぇ，見てね～」などと訴え，徘徊やナース室への頻繁な訪室，看護師への付きまといが目立っていた。Aさんの訴えを聞こうとし，そばに寄り添うと，その訴えがエスカレートしてしまうことや，付きまとわれることで業務が中断してしまうために「手のかかる患者さん」「困った行動をとる患者さん」として，看護師は陰性感情を抱き，距離を置く形となっていた。

こうした距離を置かれることで患者さんはよりいっそう不安を感じ，「問題行動」をエスカレートさせ，看護師はよりいっそう，患者さんとの距離を縮めることに躊躇するようになってしまう。こうした悪循環は認知症看護に限らず，精神科看護においてはよく見られがちな状況だろう。

2）それでも患者さんのそばに

焦燥感，徘徊や付きまといはAさんの不安な気持ちの表れであり，その不安な気持ちには共感できる。Aさんが安心できるようなかかわりが必要だと思いながらもそれができずに距離をとってしまっていたが，Aさんを知るためにはとことん付き添ってみるしかないという基本に戻らなければならない。そうすることで，何

かが見えてくるだろうという希望のような思いがあった。

そこで看護師は、「なぜAさんはこのような行動をとるのか」「何か行動に意味があるのではないか」と考え、Aさんのそばに寄り添い、徘徊にも付き添ってみることにした。すると、次第にAさんは誰かを探していることや、どうやら腹痛があり落ち着かなくなっているということがわかってきた。

そこで、毎日短時間でもAさんのそばに寄り添い、安心できるような声かけや、身体をさするなどのケアを行い、一緒の時間を過ごすようにした。そのことで、Aさんは次第に落ち着きをみせてきた。表情は穏やかなものになり、「ありがとね」という言葉や、看護師の手を握ったり、さすり返してくれる姿が見られようになった。看護師も、そのようなかかわりをもてることがうれしいと感謝の言葉や賞賛を伝えることで、Aさんの自尊心に働きかけた。

3）発見の共有

看護師はカンファレンスにてケアを振り返り、「もっとAさんを知りたい」「何がAさんの変化に作用したのだろうか」と、Aさんとかかわりのあった看護師同士がお互いの気持ちを表出しあい、短時間でも話しあいの場をもつようになっていった。

この出来事から、患者さんのそばに寄り添い患者さんに関心を示すことの大切さ、患者さんとの距離のとり方を再認識した。しかし、それだけでなく、私たちが患者さんのそばに寄り添うことの意味を自覚し、患者さんの行動の意味を理解し、その人らしさを引き出すケア、自尊心に働きかけるようなケアをすることの大切さ

を実感した。

快・不快の感情に焦点をあてる

認知症の人の心理機能のうち、比較的最期まで保たれているものに「感情機能」があるといわれる。自分のしたことの理由がわからなかったり、忘れてしまっても、そのときに注意されたことや怒られたこと、そのときの嫌だった気持ち、不快だった感情は残ることが多いといわれているのである。

私たちは、業務に追われてしまうと、つい「ちょっと待っててくださいね」「あ～もう、それはダメですよ～」などと言ってしまうことがある。そのようなときの私たちの表情はおそらく笑顔ではないだろう。そして、そのような対応をされた患者さんの顔には困ったような表情が浮かび、「どうしたらいいの？」と不安そうに訴えをくり返すだろう。不安を言語化できない患者さんは、不快な感情を顕わにしたり、時に抵抗や暴力として表現することもある。そうした表情や表現をみて、はっと気づき、笑顔で患者さんのそばに行くと「あ～よかった」と患者さんも笑顔になり、落ち着かれる。不安を言語化できない患者さんでも、笑顔で優しく声をかけたり、手をさすったりすると、怒りがすうっと治まることがある。

おわりに
―なんと言おうと「笑顔」が大事

現在、認知症に関してさまざまなケアの方法論が紹介されている。しかし私は、どのようなケアも基本は、患者さんの心に寄り添うこと、

患者さんの気持ちを知ろうとすることではないかと感じている。そして，やはりいちばん大切なのは笑顔である。

その基本はちょっとした心がけひとつでできることなのに，実際にはできていない現実に，私たち看護師は反省を促される。しかしそれでも，私たちは看護のプロとして認知症の患者さんに，真摯に向きあっていかなければならないと思う。

〈引用・参考文献〉
1）一般財団法人仁明会精神衛生研究所監修，大塚恒子総編集：老年精神医学 高齢者の特徴を踏まえてケースに臨む．精神看護出版，2013．
2）一般社団法人日本精神科看護協会監修：精神科ナースのための認知症看護．中央法規出版，2015．
3）大谷るみ子他：認知症のことがわかる本．おはよう21, 24(12)．中央法規出版，2013．

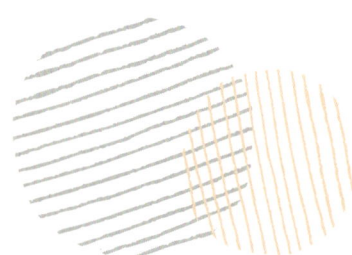

特集　患者との「距離」を知る

うつ病患者と看護師の距離
話を聞き，言葉を引き出す

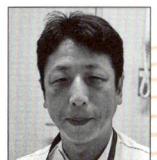

川崎市立川崎病院
精神科認定看護師　うつ病看護領域（神奈川県川崎市）
吉﨑弘之　よしざき ひろゆき

人間関係を断ちたくないという思い

　うつ病に関連する研修会などで講師を務める際に，私は参加者に2つの質問をします。

　1つは東京の自殺の名所，レインボーブリッジにおいて自殺を試みる人は，東京の綺麗な夜景が見えるほうへ飛び込むか，それとも真っ暗な海のほうに飛び込むか。参加者の多くは「海のほうに飛び込む」と答えるのですが，答えは「東京の綺麗な夜景が見えるほうへ飛び込む」です。

　もう2つの質問は，「そうした自殺を試みる人々が共通して身につけているモノはなんでしょうか？」というもので，参加者の多くは財布や免許証，手紙（遺書）などと答えますが，答えは携帯電話です。

　このように，自殺を試みる人は，最期の瞬間でも人の存在を感じられるビルの明かりのほうを選ぶし，家族や友人から電話がかかってきたり，こちらからかけたりすることでその自殺を思いとどまる可能性を秘めた携帯電話というものを持ちつづけるのです。言い換えれば，人はみずから死を選ぶその瞬間まで，人とのつながりを求めているということです。ですから，うつ病看護に従事する看護師は，人とのつながりを希求する対象者に常に関心を向け，アプローチをしつづけなければいけないのだと考えてい

ます。
　このことを踏まえたうえで、「うつ病患者との距離」について考えていくと、「かかわる」こと、たとえ状況によって対象者から「引く」という態度をとらねばならないときにも、いつでも「話を聞き、言葉引き出す」という姿勢をとっておくことが望ましいと考えています。

うつ病患者の回復過程と距離感

　以下では、うつ病患者の回復過程とその時々でのアプローチ―今回のテーマに即して言えば距離のとり方について述べていきたいと思います。当然、うつ病の回復過程には個別性があります。以下で述べる回復の過程は典型例なものとして読んでいただければと思います。
　うつ病で入院してきた患者の多くは、うつの要因となっていた状況から開放され、入院できた安心感から、最初の1週間前後はベッドでただ寝ていることが多いと思います。まずは身体の休息が必要ですし、実際に眠ることで脳も休まります。この時期、最低限の看護は行われているとはいえ、「この患者さんは食事やお風呂以外はずっと眠っているけど大丈夫だろうか」と心配になる看護師もいます。しかし、バイタルサインのチェックや適宜の声かけ、できる範囲での身の回りの世話さえできれば、この時期は眠ることが第一優先だと考えています。
　その1週間が過ぎると、眠りが功を奏して、多少患者に活気が見えてきます。入院時において看護師がアプローチできる最初のチャンスはこのときです。このときには「よく休まれていましたね」「疲れはとれましたか」「安心することはできましたか」というような、前向きになれるような声かけが重要となります。ここでうつの要因ともなっている職場に関することを持ちだすのは得策ではありません。「疲れがとれて楽になった」ということを意識してもらうことが大切です。
　ひとまずは身体が楽になったと感じられる時期はその後1週間ほど続くことが多く、入院開始から数えるとこれで2週間。最近では入院期間の短縮が顕著であり、診療計画でも大体1か月ほどの入院期間ということが示されているため、「もう入院も後半になってしまった。この状態で社会に戻れるのだろうか」と、患者に多少の焦りのようなものが見えはじめます。この時期も、看護師がアプローチできるチャンスです。このときに私が心がけているのは、患者から出される困りごとや問題を〈最後までていねいに聴ききる〉という態度です。表出される問題のすべてをそのときに、看護師1人の力で解決することはできませんが、話を聴ききり、問題を整理することはできます。
　ただし注意しておかねばならないのは、1週間ぐらいの休息の後で多少元気になったように見えても、すぐに調子が下がり、頭を抱えるようにして外界とのかかわりを断つというケースもあるということです。身体が多少回復することによって現実が見えてくるがゆえに、気分が落ち込んでしまうという、よく知られている現象です。こうした状況においては、多少時間をかけたほうがよいだろと考えます。

話を聞き、言葉引き出す

　女性の入院患者がある夜に、「いろいろ考えてしまって眠れない。話を聞いてほしい」と私

患者との「距離」を知る 特集

のもとを訪ねてきました。そこですぐに頓服薬をお渡しするということはせず、「いまは私も少し時間があるので、一緒に考えさせてくれませんか」と言うと、それまでほとんど表出されなかった悩みが一気に吐き出されました。悩みの詳しい内容は省きますが、この方の回復過程でキーワードとなった「私なんか死んでいなくなればいい」という言葉が聞かれ、そのことが、その後のケアに重要な影響をもたらしました。振り返ってみると、そのときに私とこの方の距離が縮まった理由には（相手にそれが伝わったかどうかは別として）、「とにかく話を聞かせてください。一緒に考えさせてください」というスタンスで、「相手から何か言葉を引き出す」というかかわりを続けたことにあると考えています。うつ病の患者の多くは人間関係において傷ついているため、人に自分のことを話すのに強い警戒心を抱いています。そのため「あなたを心配しています」というメッセージを送り続けることで、警戒心を解きほぐしていくことが重要になると考えています。うつ病患者と看護師の距離というものは、そのようにして近づいていくものと意識しています。

時には割り切ることも

とはいえ、うつ病看護において、必ずしもすべての患者が心を開いてくれるわけではありません。最後まで距離感の縮まらなかったケースもあります。「人とかかわりたくない」という雰囲気が強かった40代の男性とのかかわりにおいては、オープンド・クエスチョンを用いても「はい・いいえ」としか返答はなく、その後のケアにおいて"キー"となるような言葉を引き出すことができませんでした。医師の診療録からは大きな悩みを抱えていることは読み取れたのですが、看護師である私に心を開くことはありませんでした。

こうした状況においては、ある意味で「割り切る」ということも大事だろうと思います。この方の場合、診療録から医師や臨床心理士に対してはご自身の悩み事を話をしていることがわかっていました。そのことでこの方の心が安定するのであればそれでよいのだと思います。「担当だから」「精神科認定看護師だから」と無理にアプローチすれば、ただでさえ開いた距離が、より遠くなるだけです。看護師としては、医師や臨床心理士と情報を共有しつつ、「いつでもお話をお聞きします」という「常に関心を向ける」という態度は崩さないまま、「いつもどおり」の接し方をする。これもうつ病の患者と看護師の距離のとり方の1つであると実践のなかから学びました。

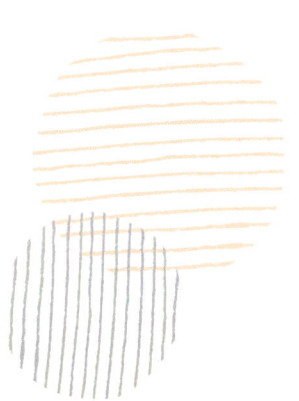

精神科救急病棟における依存症患者との対人距離について

はじめに

現在，筆者（斉藤）は精神科救急病棟で勤務をしている。救急・急性期勤務は13年目を迎える。救急病棟に入院する薬物依存症やアルコール依存症の患者さんは大抵，入院時に重い離脱症状を起こしている。症状によっては身体拘束を行い，補液で身体管理を始める。そして離脱期を脱する。

当院はアルコール依存症の専門病棟を併設しているので，患者さんには転棟をして，専門治療を受けるという選択肢がある。だが，患者さん自身に治療意思がなければ，その時点で退院となる。再発防止のためにも，できるだけ専門病棟に転棟をして，患者さん自身が病気の本質について理解し，回復者と出会い，家族は家族会に参加するという体験をしてほしいと思うのだが，現実には転棟を希望しない人のほうが多い。

依存症患者との対人距離について

そのような臨床のなか，筆者は，患者さんが専門病棟へ転棟するとまではいかなくとも，救急病棟で自分の問題について振り返ることができるようなかかわりができればいいと思っている。以下では，そのかかわりの基本である患者

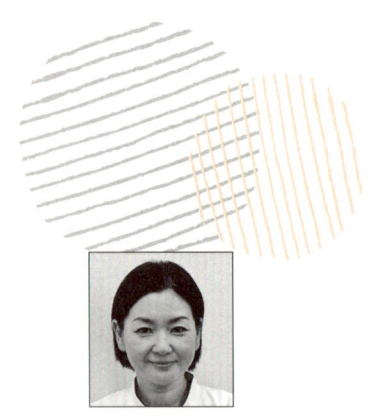

医療法人社団翠会成増厚生病院
看護師（東京都板橋区）
斉藤恵子 さいとう けいこ

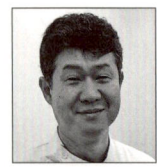

同 看護師長
榊 明彦 さかき あきひこ

さんとの対人距離について，考えてみたい。

先ほども述べたように，薬物やアルコール依存症の患者さんが救急病棟に入院してくるときには，すでに離脱症状がでている。額からは大粒の汗が流れ，手は小刻みに振るえ，虫でも見えているのか，ハエを追うように眼球を揺らしている。身体的には極めてシンドイ状況であることは一目瞭然である。そして身体のシンドさに加え，精神は極めて混乱，不安をまとっていることもわかる。患者さんと看護師との接近はこのときから始まる。

「依存症の患者さんは看護師に依存するから対人距離を縮めてはいけない」などという教育を過去に受けた覚えがある。だが，それはずいぶん昔の話。筆者は，患者さんが不安いっぱいの時期に十分にかかわることで，患者―看護師との治療関係は維持され，時に深まっていくものと感じている（もちろん，年齢や性別，治療歴の有無などの関係はあるのだろう）。

この離脱期に，患者さんの嘔気，嘔吐，四肢のしびれや脱力，知覚異常，思考の混乱などの身体的苦痛，または，トラブルとなった近隣者との人間関係の修復や失った生活費など，生活に関する先行きの不安などの困りごとに対して，そのときその場のケアをする。すると後に，離脱期の状態を具体的に振り返る（直面化する）なかで，問題解決に向かう話しあいが患者さんとの間でできていく。効果的な面接をできる時間が増えていくことが多い。

「引きながら見守る」という態度

1）「否認」という問題

ところが，多くの患者さんは離脱症状が軽減すると，自分の飲酒問題を否認する。筆者が出会ってきた患者さんもよく否認をした。たとえば，問題飲酒はあったかもしれないが自分は病気ではない，退院したら飲まない自信はある，飲んだとしても止めようと思えばいつでもやめられる，こんな苦い経験は2度としたくないからもう無茶はしない，などといった否認である。このような患者さんの頑な思考を崩すことは容易ではない。

どうしても退院すると言うのならば，退院はやむを得ない。救急病棟には絶えず入院依頼がある。本音を言うなら，筆者たち看護師は，否認している患者さんばかりにエネルギーをかけてはいられない。だが，このまま退院したら必ず飲むだろう，薬を使うだろうとわかっているのに知らんぷりもできない。なので，病棟としてできることは，せめてAA（アルコール依存症匿名グループ）やDARC（ドラッグアディクションリハビリセンター）の回復者の話を聞いてもらおうと，情報提供としてのメッセージをお願いしている。

2）引き，見守る，という距離感

看護師は，患者さんの治療段階によって積極的に「接近」したり，他人を振り回すような心理的依存が感じられれば「回避」したりする。「接近」と「回避」の関係，言い方を変えるならば「押したり引いたり」の対人距離を続け，その結果，患者さんの思考が健康に向かえば何よりだと思っている。特に「引いている」ときには「引きながら見守る」ことが大切だと感じている。

過去にこのような女性の患者さんがいた。患者さんの問題をやや直面化したときに，突然そ

の患者さんが泣きながら「あなたに私の苦しみがわかるの！？」と問い詰めるような口調で訴えたのである。私は絶句した。離脱期を脱したのだが、患者さんの不安定な気持ちは続いていたのだ。女性にありがちな離脱後の不安定な気分の持続だった。

このエピソードのあと、私は気分安定剤の屯用薬を進めたり、睡眠状態を観察するようにした。しばらくは患者さんのアディクション行動の問題には触れず、距離を置きながらの観察と、必要によっては声をかけるようなかかわりを続けた。

さらに時が経ってから、専門病棟への転棟間近の患者さんとのこんなやりとりを聞いた。その女性患者さんがこう言った。「本当に（薬が）止められるのか不安」。すると傾聴していた男性患者さんがこう応えた。「僕も入院して間もないころはいまの君と同じような気持ちだったよ。一緒にがんばろうよ」。しばらくして、その女性患者さんは専門病棟へ転棟したのだった。

なぜ、見守りが大切なのか。これまで筆者がかかわってきた患者さんたちの成育歴をみてみると、幼少のころから誰かに助けられた、誰かと協働して困難を乗り越えたという体験が少ない。このような体験から患者さんたちは、人が、自分から離れていくことにいつも不安を感じている。人離れにはとても敏感なのである。だから、患者さんの否認も問題なのだが、それ以上に問題なのは、看護師の「引く態度」である。患者さんは否認してもよい。本人なりの理由があるのだろうから。だがその否認に、看護師がやっきになってそっぽを向いてしまうことが問題なのである。

ひと昔前に教えられた「依存症の患者さんは看護師に依存するから距離を縮めてはいけない」という理屈は理解できなくもないが、誰かに見守られて、患者さん自身が自分を見つめはじめたときには、たぶん、患者さんのほうから離れていく。患者さんたちはそういう力をもっている。だから筆者たちは、患者さんが離脱期を脱したら、看護師は基本的には近からず遠からず見守る距離でかかわっていくことが望ましいと思う。

筆者は、専門病棟への転棟だけを考えるのならば、入院のときに「救急治療が終わったら、専門治療をするために病棟を移りますからね」と、医師からオリエンテーションを受けられる程度の症状で来院してくれればいちばんよいのだ、と思うのである。

特集　患者との「距離」を知る

治るときには
タイミングが重要

はじめに

　私は双極性障害の59歳の主婦です。
　これまで10回精神科に入院して看護師さんにお世話になり，いまはデイケアに通所しています。

不安の入院生活

　私はうつ病になり，自殺行為をして，A病院に入院しました。その病院では看護師さんは担当制ではなく，検温も患者が体温計を奪いあうようにとり，自分で測り，その結果を看護師さんに自己申告するというものでした。当然，そこでは看護師さんとの触れあいはありませんでした。
　ある日の体重測定では「さくらさん，見た目より太っているね」と言われ，不快な思いをしました。また，お風呂の時間と週1回の大切な先生の面接の時間が重なり，先生ともっと話したいのに「早くお風呂に入って」と看護師さんに急かされたことも嫌でした。
　まだ治っていないのにもかかわらず，私が他の患者さんと仲良くしていると「さくらさんはもう治ったわ」と簡単に言われ，家事ができないことや子どもの世話ができない心の内の悩みなどを話すことができませんでした。「家事な

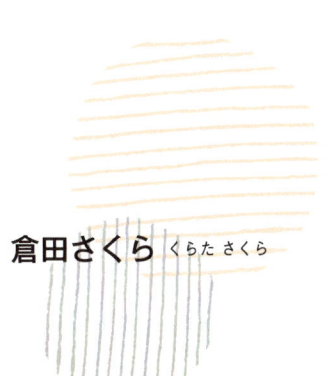

倉田さくら　くらた さくら

んて半分できればいいわ。主婦は家でゴロゴロしていれば時間が過ぎるわ」と言われたことにも傷つきました。

　この病院では，病気が治らないまま「もう日が経ったから」と言われ，強制退院となりました。こんなわけですから，家に戻って来ても何もできず，イライラしてしまい，不安からまた自殺行為をしてしまいました。

ようやく見つけた安心の場所

　今度はある市立病院に入院しました。この病院はとても清潔な病棟で，デイケアもありました。そこで待っていてくれたのは，その病院に赴任したばかりの女医さんでした。私の夫はこれまでの過程を説明し，「先生，どうにかしてください」と藁をもつかむ思いで状況を伝えていました。この医師は「うつ病は休養と薬で絶対に治るからね。一緒に治しましょう。さくらさんは，この病院での，私の初めての患者さんですよ」と言われました。私はほっとしました。

　病棟に行くと「さくらさんの担当の看護師の○○です。よろしくお願いします。私が夜勤のときは別の人ですが，普段は私がさくらさんの悩みや先生に伝えたいことを聞きますね。なんでも言ってください」と告げられ，私の心は安らぎました。

　朝のミーティングが終わると，看護師さんたちがそれぞれの担当患者の記録用紙をもって，明るく「おはようございます，今日もよろしくお願いします」と声をかけに来ました。10時ごろ，担当の看護師さんがゴロゴロとパソコンの載った移動式のサイドテーブルを引いてきて「さくらさん，検温ですよ。どうですか気分

は？　変わったことはないかな？　先生に伝えたいことはありますか？　午後はお風呂です。用意しておいてくださいね。売店行きたいですか？」とていねいに聞いてくれました。看護師さんのこうした優しい声かけによって，私のうつはみるみるうちによくなりました。

　あるとき，外泊した際に，入院中に仲良くなった人にお花を持って帰ろうと思いました。しかし，荷物点検で「さくらさん，ごめんなさい。生花はダメなのよ。気持ちだけ伝えておくね」と言われました。ただこのとき，決して「怒られた」という印象は抱きませんでした。精神科は持ち物点検が厳しいことはわかっていましたし，生花は花粉も飛ぶし，よくないのだろう。そのときにはそう思えたからです。

「着替えて屋上で景色を見よう」

　その後，退院することに決まったのですが，急に不安になってしまい，そのことを主治医に伝えたところ，退院は延期になりました。

　私は躁うつの差が激しいのです。うつになると寝たきりで，パジャマのままです。ベッドから動くことができません。逆に躁になると病棟の廊下を何十周も歩きます。うつのとき，看護師さんがベッドの枕もとで「さくらさんは，いまは食事とお風呂だけできればいいからね」とささやいてくれました。

　3週間寝たきりが続いたときには，主治医が「そろそろパジャマを着替えたらどうでしょうか」と言ってくれました。また，看護師さんとの会話も少しずつ多くなってきました。寝たきりであったのが，起き出してテレビを見たり，ホールに出ていくのを看護師さんが見てい

て「売店に行ってみましょうか」と声をかけてくれました。思い切ってパジャマから着替えると，タイミングよく看護師さんが「屋上に行って景色を見ましょう」と連れだしてくれました。このようにして私のうつ病は治り，退院の日が決まりました。ある若い看護師さんが自分のことのように喜んでくれたのが印象的でした。当事者として，ともに喜び，考えてくれる存在の看護師さんをとてもありがたく思っています。

治るときにはタイミングが重要です。最近は入院してはいませんが，うつになると家のベッドで寝たきりになるのですが，2〜3週間するとうずうずしてきて，何かしたくなってきます。そのようなとき，夫が「桜でも見に行こうか？」「長野の実家に行ってみようか？」と促してくれます。これもタイミングですね。

おわりに

市立病院に入院してからデイケアに通うようになり，16年になります。デイケアには作業療法士さんや精神保健福祉士さん，臨床心理士さんもいるのですが，私は看護師さんには体のことについて相談するようにしています（特に乳がん・子宮がんになったときにはそのことを相談しました）。

精神疾患を患う人にとって，看護師が「監督者」になってもらっては困ります。「マラソンの伴走者」のように，ともに生きていると感じさせてくれる看護師でいてください。

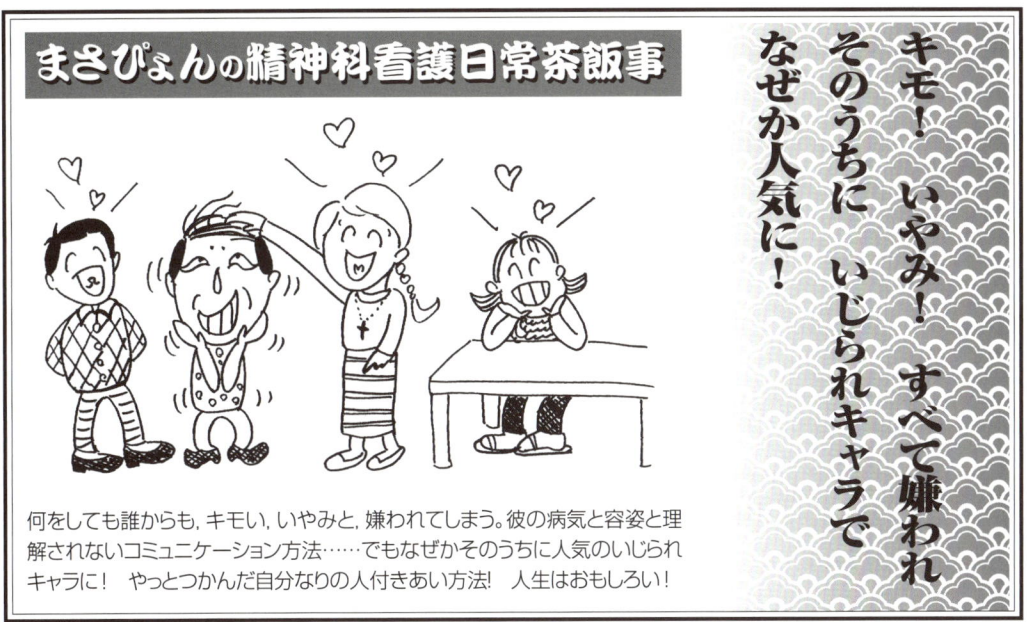

まさぴょんの精神科看護日常茶飯事

キモー！いやみ！すべて嫌われ そのうちに いじられキャラで なぜか人気に！

何をしても誰からも，キモい，いやみと，嫌われてしまう。彼の病気と容姿と理解されないコミュニケーション方法……でもなぜかそのうちに人気のいじられキャラに！やっとつかんだ自分なりの人付きあい方法！人生はおもしろい！

ピンポイント連続講義
今日から始める口腔ケア

- 第1回　口腔ケア
- **第2回　食事介助**
- 第3回　口腔体操
- 第4回　口腔ケアと薬
- 第5回　口腔ケア
- 第6回　摂食嚥下障害
- 第7回　まとめ

第2回　食事介助─食べ方について考える

古賀ゆかり こが ゆかり
公益社団法人東京都豊島区歯科医師会口腔保健センターあぜりあ歯科診療所協力医

　精神疾患をもつ患者の摂食嚥下障害の発生率は高く，その原因は病態や症状によってさまざまです。器質的な問題や機能的な問題で嚥下障害が生じることもあれば，いわゆる「食べ方」など，食行動に変化が現れることも多くあります。そのような場合，誤嚥だけでなく「詰め込み」や「丸呑み」もしくは「異食」による窒息の危険性もあります。「食べ方」や「食事介助」の方法を工夫することにより，それらのリスク要因の軽減につながります。

　実際の臨床現場では，患者個人に合った対処方法を注意深く検討することが重要ですので，一概にこれが正解と言える対処方法はありませんが，本稿では，一般的な食事時における対応や観察のポイントを解説させていただきたいと思います。

食事姿勢

　自食，介助の有無に限らず，安全に食事をする際の基本的な条件として，食事姿勢があります。猫背だったり，顔が傾いていたり，顎が上がってしまうなど，さまざまな食事姿勢を見かけることがあります。では，一体それらの姿勢は食事にどんな影響を及ぼすのでしょうか。まず，解剖学的に気管と食道の位置を意識することが重要です。頭部の位置によっては，誤嚥のリスクを高めてしまいます。食事介助をする際には，常に頭部の角度や首の向きに気を配ります。頭部が後屈してしまうことにより，気管に食物が入りやすくなってしまいます。食物の送り込みが悪く，リクライニング位で食べる場合などは特に注意が必要です。枕やクッションを上手に利用して，食事中に姿勢が崩れないように体幹保持します（図1）。

　座位で車椅子や椅子で食べる場合は，テーブルの高さ調節，足の裏がしっかり地面や足置きに接しているかも体幹保持のポイントになります（図2）。

　また，忘れがちなのが患者本人の姿勢ではなく，介助する側の姿勢です。介助者も同様に安定した姿勢が望ましく，安定した椅子に座り，患者と同じ目線になるようにします。立ったままの介助では，せっかく枕などを利用し，体幹

保持に気を配っても，結局頭部が上を向いてしまうことになります。

適切な食具を選択する

　食事姿勢の次に大切なのは，正しい食具の選択です。一般的に食事介助をする際はスプーンを利用することが多いと思います。大きめの底が深いスプーンを使用するとスプーンの上の食物を舌に乗せる際に，口の中でスプーンを返すことが困難です。また，大きなスプーンには一口量が多くなってしまうという危険性もあります。小さいスプーンは一口量を減らすだけでなく，開口量が少ない場合にも重宝します。同様に1つのおかずを小さい器に小分けにし，少しずつ提供することも詰め込みによる窒息防止策になります。その他に喰いしばりや咬反射が出てしまうような場合は，まれに金属やプラスチックでは，不用意に噛んでしまいケガをしてしまうことがあります。そのような際は，食具の素材をシリコーン製など，噛んでも壊れにくい素材に変更するといった工夫もあります。

食事観察(食事中，前後のポイント)・環境整備

　さりげなく食事観察を行うことにより，たくさんの情報を得ることができます。食事中にどんな問題が生じているのかをよく観察しましょう。食形態を検討する際も口腔機能，嚥下機能の評価に加え，食事観察がもっとも重要です。また，食事中だけでなく，前後の確認も忘れずに行いましょう。

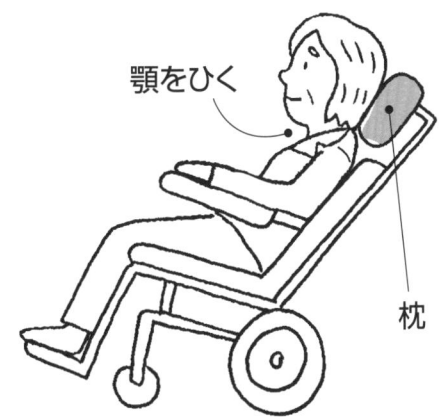

図1　車椅子の場合，単にリクライニングするだけではなく，ティルト機能を利用するとよい。顎を引くような姿勢に整える。上を向かないように注意。

食前・中の観察ポイント

- 覚醒しているか
- 興奮や昏睡状態でないか
- ムセがあるか，なんでムセているのか
- 舌が動いて咀嚼をしっかりしているか
- 気が散ったりしていないか
- 食事ペースは適切か，など

　食事をするにあたり，覚醒していることは大前提です。また，興奮や昏睡状態も嚥下機能に影響を及ぼすため，その際は一時的に食事を中断することも選択肢の1つです。食事中に気が散ったり，落ち着かない場合は，他の人と別のエリアにしたり周辺にいろいろな物を置かず，食事に集中できるように極力シンプルな環境に整えます。歯がたくさんあっても咀嚼が不十分なケースもしばしば見られます。これも窒息の原因となるので，注意が必要です。咀嚼の必要ない食形態に変更しましょう。水分でムセがみ

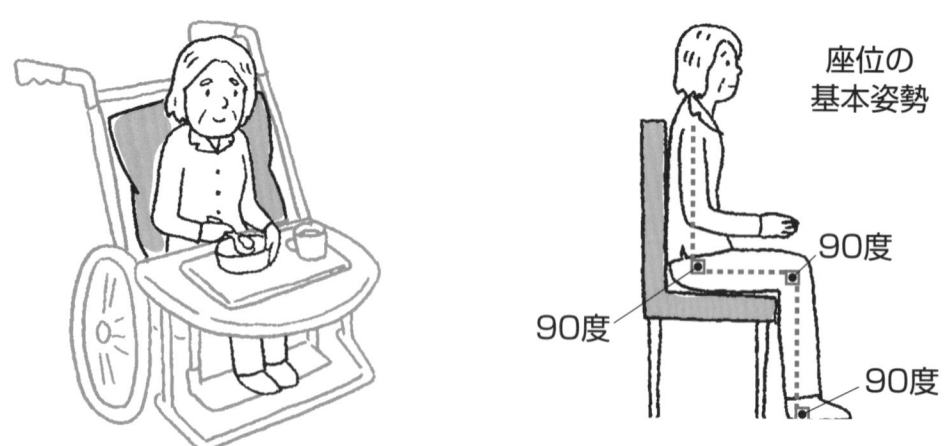

図2ab　座位で食事する際の姿勢。

られる場合はとろみをつけるなど，形態調整も行います。食事ペースが極端に早い，もしくは遅いときは，声かけや介助，見守りで対応します。精神疾患患者の場合，検査実施が困難なことも多々ありますが，的確な食形態決定にあたり，嚥下内視鏡検査（VE）や嚥下造影検査（VF）を実施するのも1つの手段です。

食後の観察ポイント

- 摂取量の確認，特定の物だけ食べていないか
- 口腔内の食渣の確認
- 食後に痰が絡んでいないか

　摂取量が少ないときは，栄養補助食品や高カロリー食品を併用し，少ない摂取量や摂取時間でも栄養が取れるように工夫します。栄養状態によっては点滴や経管栄養の検討が必要なこともあります。食後の口腔内の食渣，残留物が後に誤嚥や窒息につながることもあるため，食後の口腔ケアは必須です。さらに，食事中に特にムセがなくても食後にムセや痰が多くなるなどの場合には，逆流や誤嚥の可能性があるので注意します。

　このように一口に「食べ方」「食事介助」と言ってもかなり多くの条件が影響することを理解しておかなければなりません。特に精神疾患患者の場合は，より多くの要因がかかわってきます。あらゆる方面から食事全体を考慮しなければなりません。安全に食事をし，栄養を取ることは，生きていくうえでとても大切なことですが，患者本人が食事を楽しめる環境を整えることがもっとも重要です。そういった視点からアプローチしていくことも食事介助・支援の大切な要素だと考えられます。

〈引用・参考文献〉
1）高橋清美，戸原玄編著：精神疾患の摂食嚥下障害ケア．医歯薬出版，2014．
2）高齢者安心・安全ケア：季刊誌特集1 食事ケアの危険なサイン．日総研，2009（11月30日）．
3）戸原玄編：訪問で行う摂食・嚥下リハビリテーションのチームアプローチ．全日本病院出版会，p.12-13，2007．
4）向井美惠，鎌倉やよい：摂食・嚥下障害の理解とケア．学研，2003．

みなさんからの研究論文や実践レポートを募集しています

●精神科看護に関する研究, 報告, 資料, 総説などを募集します!

*原稿の採否
　(1) 投稿原稿の採否および種類は査読を経て査読委員会が決定する。
　(2) 投稿原稿は原則として返却しない。

*原稿執筆の要領
　(1) 投稿原稿に表紙をつけ, 題名, 執筆者, 所属機関, 住所, 電話等を明記すること。
　(2) 原稿はA4判の用紙に, 横書きで執筆する。字数は図表を含み8000字以内とする。
　(3) 原稿は新かな, 算用数字を用いる。
　(4) 図, 表, および写真は図1, 表1などの番号とタイトルをつけ, できる限り簡略化する。
　(5) 文献掲載の様式。
　　①文献のうち引用文献は本文の引用箇所の肩に, 1), 2), 3)などと番号で示し, 本文原稿の最後に一括して引用番号順に掲載する。
　　②記載方法は下記の例示のごとくとする。
　　　i) 雑誌の場合　著者名:表題名, 雑誌名, 巻(号), ページ, 西暦年次.
　　　ii) 単行本の場合　編著者名:書名(版), ページ, 発行所, 西暦年次.
　　　iii) 翻訳本の場合　原著者名(訳者名):書名, ページ, 発行所, 西暦年次.
　(6) 引用転載について。
　　他の文献より図表を引用される場合は, あらかじめ著作者の了解を得てください。
　　またその際, 出典を図表に明記してください。

●実践レポートや報告もどんどんお寄せください!

職場での実践報告や看護の工夫などをお寄せください。テーマは問いません。研究目的, 方法, 結果, 考察など研究論文の書式にとらわれなくても結構です。ただし, 実践の看護のなかでの報告・工夫に限ります。8000字以内でまとめてください(図表・写真含む)。原稿の採否については編集委員会で検討します。

●読者のみなさんとともにつくる雑誌をめざしています。

「クローズアップの取材に来てほしい!」「こんな特集をしてほしい」「この記事は面白かった, 役に立った」など, 思い立ったことやご意見などもお気軽にお寄せください。お待ちしております。採用の際は原稿のデータをフロッピーなどの媒体で送っていただきます。

送付先　㈱精神看護出版
●TEL.03-5715-3545　●FAX.03-5715-3546
●〒140-0001 東京都品川区北品川1-13-10ストークビル北品川5F
●ＵＲＬ　www.seishinkango.co.jp/
●E-mail　info@seishinkango.co.jp

精神科認定看護師制度のエッセンス

第3回 小論文の書き方

小論文は，就職や昇進，新たな資格の取得などの受験科目として設定されています。私たち看護職者は，日ごろ看護記録を書くことには慣れているのですが，あるテーマに沿ってじっくりと文章を書く機会はそう多くはありません。本稿では，「小論文の書き方」と題して，"読み手に伝わる""きれいな文章"の書き方について考えていきます。

「読み手に伝わるきれいな文章」とは

畠山卓也（はたけやま たくや）
公益財団法人井之頭病院 看護科長／
精神看護専門看護師
日本精神科看護協会業務執行理事

●何を伝えようとしているのか明確にしてから書きはじめる

通常，小論文が試験として課される場合，あるテーマや特定の概念，新聞のコラムなどの記事ついての"自分の考え"を記すことが求められます。特に，記事を題材にして取り組む場合には，その内容を的確につかむ力（いわゆる"読解力"）も求められます。時間に制約があるなかで，"自分の考え"をしっかり整理して論じることは，決して容易なことではありません。そのため，試験準備の間にいかにトレーニングを積んでおくかが重要です（表1）。

●きれいな文章を書くためには，日ごろからの鍛錬が必要

私たちが毎日行っている看護記録は，公の文書でありながら，意外に間違った日本語を用いていることが少なくありません。たとえば，「排便あり」とか，「意識レベルⅡ-30」という表記は，日本語本来の文章とは言えません。よく学会に応募される論文においても，このような間違いはいくつもあります。看護記録は，そもそも主語は患者であるという前提のため，日ごろ看護記録に携わる私たちは，あまり主語を気にしていないという状況にあります。そのため，小論文対策を行う際には，日ごろ自分の書く文章の癖に気づき，意識的に修正することが必要なのです（表2）。

まず，大切にしたいことは，「文の論理構造」を意識しながら，一文を書きあげることです。日本語は英語とは異なり，主語と述語が離れています。たとえば，以下の文章を見てみましょう。

- 和文）私はカメラを持っています。
  S（主語）＋O（目的語）＋V（述語）

表1　試験準備のためのトレーニング方法

1. 準備するもの：新聞の社説（コラム），白紙，原稿用紙，色鉛筆
2. 試験準備のためのトレーニング方法
    1) 内容把握のためのトレーニング
        - 記事を読み，重要な箇所に色鉛筆でアンダーラインを引く。
        - 記事について100字程度の要約を作成する。
    2) 小論文を書くためのトレーニング
        - 記事の要約を作成したら，その記事に対する"自分の考え"について箇条書きで白紙に書いていく（伝えるべき要件をリスト化する）。
        - 伝えるべき要件をリスト化したら，それを伝えるための配置を決める（どの順番で論じると自分の考えがすっきり伝わるのか吟味する）。
        - 論文の構成は，まず結論を先に書き，そのあとに"どうしてそう考えたのか"について説明を加えるように整える。ダラダラとした文章よりも，主張したいことがはっきりと示されている文章のほうが，読み手に伝わりやすい。
        - 1センテンスは50文字前後で書き上げるようにする。

表2　文章を書くときに注意したいこと

- 漢字は全体の文章の3割程度にとどめる。接続詞，助詞，助動詞はひらがなを用いる。
- 3つ以上の語句を並べる場合，『と』『や』『および』は，最後の語句の前に置く。
- 『より』は比較を表す場合に使い，起点を表す場合は『から』を使う。
- 例を表す場合に『など』を使うときは，1つではなく2つ以上の例をあげる。
- 『の』を何回も使うと，読みにくく，間延びした文になる。別の言葉に言い換えるようにする。
- 『も』の基本的な使い方は，『AもBも』と使う。
- 『こと』や『もの』という単語（指示代名詞）は，さまざまな名称，感情，概念などを包括できる意味の広い単語である。指示代名詞を用いる際には，指示代名詞の指し示している内容がわかるかどうか気にかける（離れていると，間違った意味にとらえられかねない）。

- 英文）I have a camera.
    S（主語）＋V（述語）＋O（目的語）

　目的語や補語が多ければ多いほど，日本語は主語と述語が離れてしまい，意味が正確に伝わりにくくなるのです。長い文章は，必然的に読み手にとって意味の伝わりにくい文章になってしまいます。

　次に，大切にしたいことは，助詞の使い方が間違っていないかどうかを意識しながら書くことです。「て」「に」「を」「は」「が」「も」は，使い方を間違えると，読み手に正確なメッセージを伝えることができなくなります。たとえば，「が」は強調したいときや逆接的にものをいうときに用いる助詞です。しかし，「が」を連発している文章を目にすることは意外に多く，そういう文章の多くは他の言い回しで言い換えることのできる文章なのです。

　かくいう私自身，実は文章を書くことが大の苦手です。しかし，何度も何度も書くことによって，少しずつ読みやすい文章を書けるようになってきたかなという実感はあります。継続は力なり―，ぜひ一緒によりよい文章の書き方をマスターしましょう。

【おすすめの本】清水幾太郎：論文の書き方．岩波新書，1959.

次回の内容
精神科認定看護師の実践報告

●第10回精神科認定看護師受講資格審査出願要項

9月から受講資格審査の出願が始まります。精神科認定看護師教育課程の受講を希望する方は，受講資格審査に出願をすることが必要です。出願に必要な書類や『精神科認定看護師制度ガイドブック平成27年改訂版』は，日本精神科看護協会のホームページからダウンロードできます。ご不明な点は，お問合わせください。

お問い合せ先：日本精神科看護協会認定担当（電話：03-5796-7033）

精神科認定看護師教育課程の平成28年度受講生を下記のとおり募集します。
（1）募集人員：100名
（2）出願期間：平成27年9月1日（火）～平成27年9月30日（水）（必着）
（3）出願資格：別記，表1(1)～(2)の条件を平成27年9月30日時点で満たす者
（4）出願書類：別記，表2(1)～(4)
（5）審査日程：平成27年11月5日（木）
（6）審査会場：下記の①～③より1つの会場を選択
　　①東京会場（東京研修会場）②京都会場（京都研修センター）③福岡会場（日精看ネット九州）
（7）審査科目：小論文，書類審査
（8）出願先：出願書類は，小論文の審査を受ける会場へ送付する。
　　①東京会場：〒108-0075　東京都港区港南2-12-33 品川キャナルビル7F
　　　日本精神科看護協会受講資格審査出願係
　　②京都会場：〒604-8166　京都府京都市中京区三条通烏丸西入御倉町85-1 烏丸ビル8F
　　　日本精神科看護協会　京都研修センター　受講資格審査出願係
　　③福岡会場：〒810-0005　福岡県福岡市中央区清川3-14-20　福精協会館2F
　　　日本精神科看護協会　日精看ネット九州　受講資格審査出願係
（9）資格審査料：25,000円（会員：15,000円）
　　資格審査料は出願書類を受理した後，振込用紙を送付。
（10）審査結果：平成27年12月9日（水），本人へ書面による通知。また，合格者の受験番号を当協会ホームページで公表。
（11）その他
　　①出願にあたっては，「精神科認定看護師制度ガイドブック平成27年改訂版」を参照すること。
　　②提出前に出願書類を確認すること。書類に不備がある場合，受理しない。
　　③平成28年度より研修会受講料，実習費等に消費税を適用する。

表1　出願できる者の条件

（1）日本国の看護師の免許を有すること。
（2）精神科認定看護師として必要な実務経験を積んでいること。ここで必要な実務経験とは，看護師の資格取得後，通算5年以上の精神科看護実務に従事していること。
①出願者は，臨床で実務を行っていること。
②出願者が臨床で実務を行っていない場合は，精神科看護を実践する場を1か月に28時間以上（週7時間程度）もち，それを証明すること。

表2　出願書類

（1）精神科認定看護師受講資格審査出願書
　　（様式1）
（2）受講資格審査出願者勤務状況証明書
　　（様式2-1）
（3）精神科看護実践事例報告書
　　（様式2-2）
（4）看護師の免許証の写し
　　（A4サイズにコピーすること）

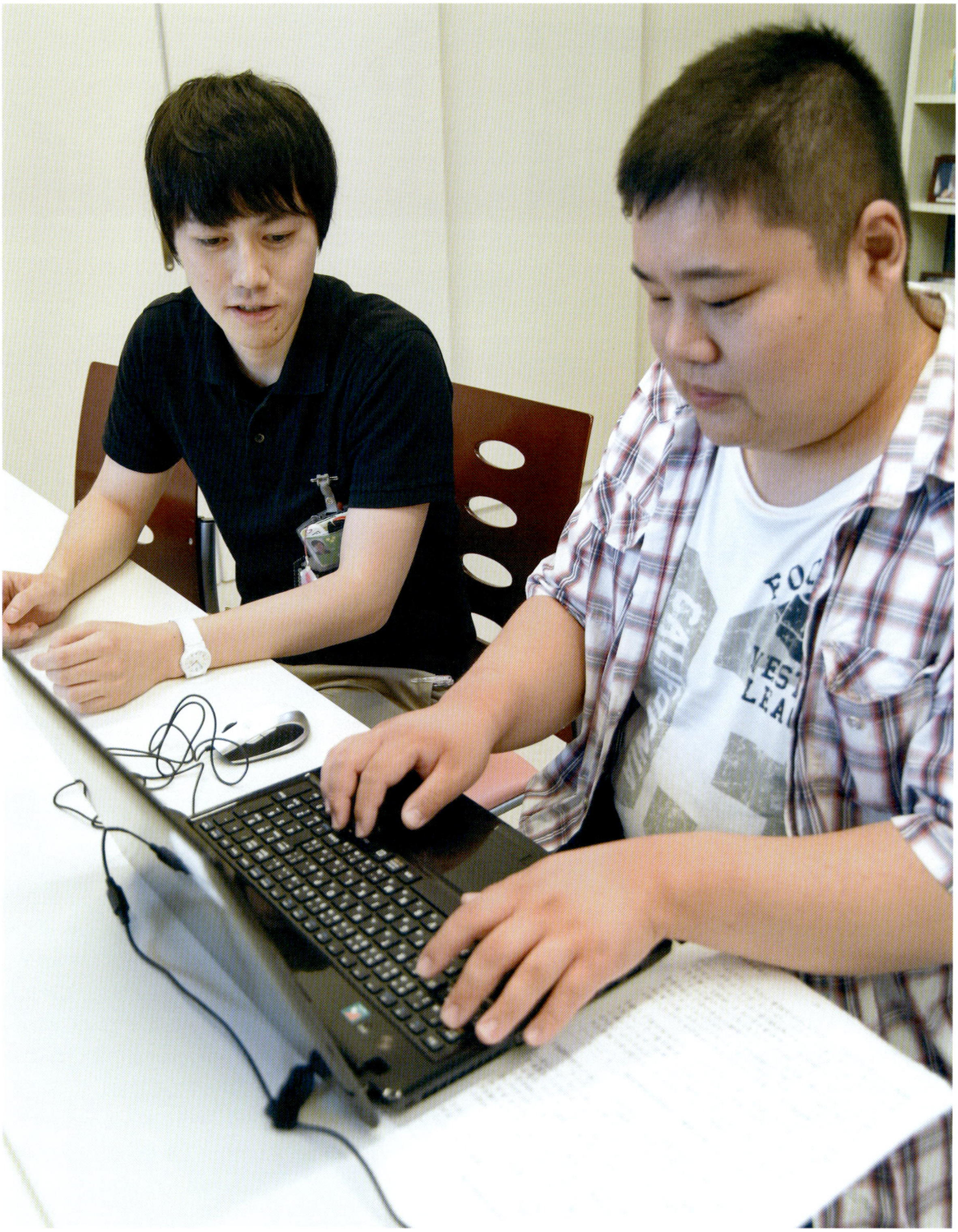

養南病院
<岐阜県海津市>

撮影：大西暢夫

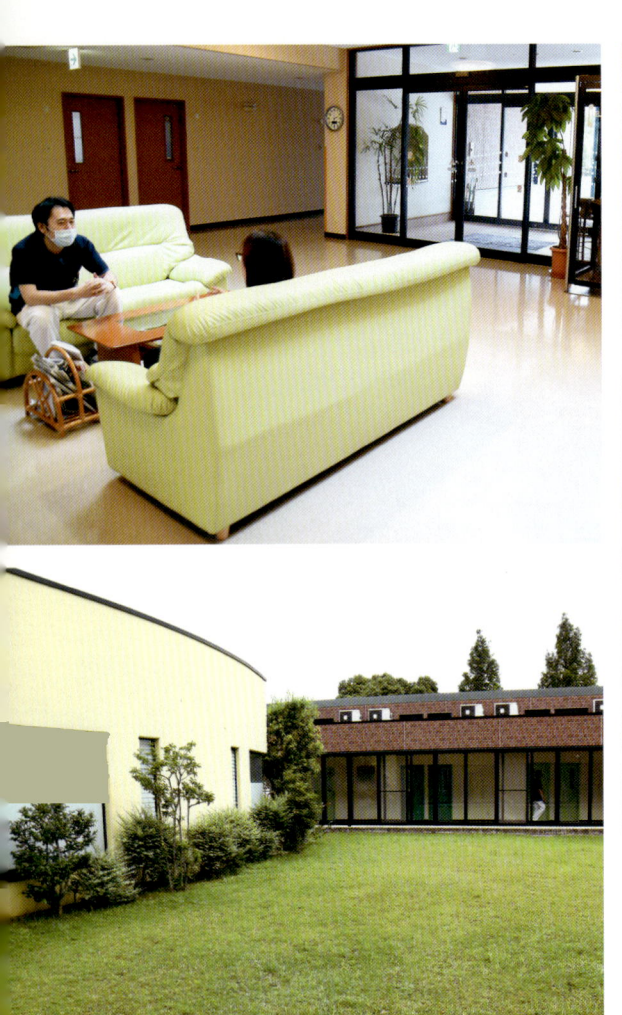
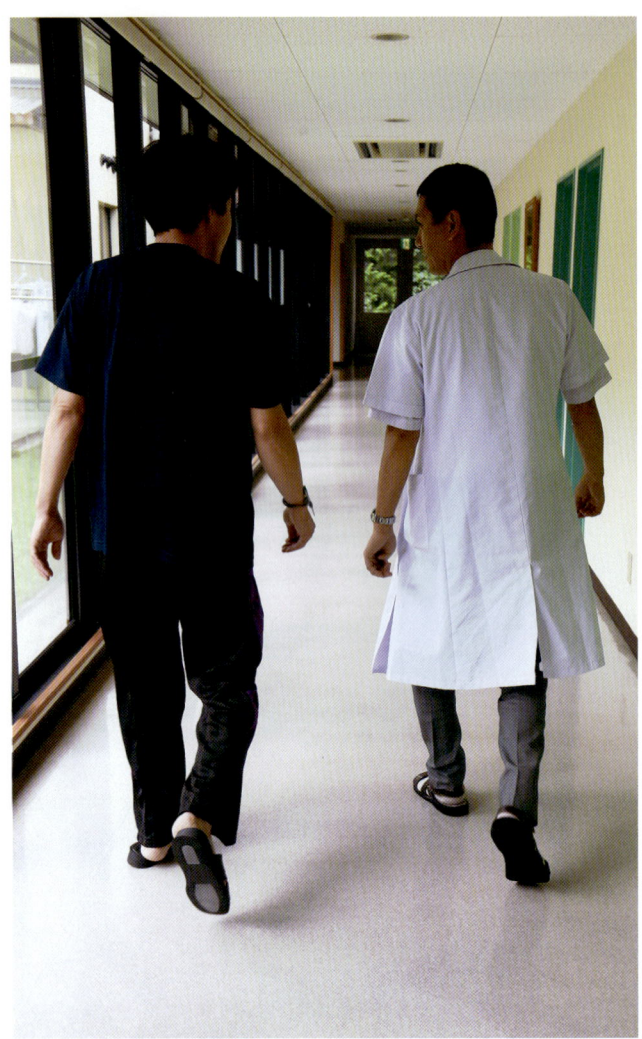

●ストレスケアセンターの開設

　岐阜県海津市,養老山地の麓に位置する養南病院の東側の窓から望むのは濃尾平野。平野の先には林立する名古屋市内のビル群が見渡せる。1983(昭和58)年,この土地に養南病院は開院された。それ以前,この場所はミカン畑が広がる段々畑だった。いまでも時折,山から鹿や猿などの動物が姿を現すこともあるという。

　病院の転機は,先代を引き継ぎ関谷道晴先生が理事長に就任した2003(平成15)年前後のこと。変革の先鞭として,「うつ病の人が静かに療養できる環境を」という先代理事長の思いのもと計画の進んでいた,全個室対応で綺麗に整備された中庭をもつストレスケアセンターが2005(平成17)年に開設された。56床のこの病棟は構造上,急性期治療病棟といわゆるストレスケア病棟に分かれている。静かで平穏な空間を必須とするであろうストレスケア病棟と,救急の受け入れもある急性期治療病棟。一見,両極に見える環境で行われるケアには特有の難しさがあるように思われるが,病棟全体を見渡しても静かで落ち着いた雰囲気が保たれている。関谷院長は次のように話す。「ストレスケアセンターの開設当初は『急性期チーム』と『ストレスケアチーム』というように担当するチームを分ける計画もありました。しかし実際に病棟を運用してみると,その必要はないことがわかりました。急性期治療病棟への入院患者の多くは,それまでなんとか地域で自分自身の生活を維持してきた人が多いのです。それが難しくなって入院に至るわけですが,基本的にはその不安定な時期さえ乗り切ることができれば,静かに療養ができる力のある人たちなのです」。

　たしかに入院患者さんの特性にも左右されるのだろうが,同時に,治療環境の質には病棟スタッフ個々の能力の質が反映されるもの。この10数年の変化のなかで,デイケアの拡充,後で述べるリワークプログラムの取り組み,入居施設の整備や訪問・在宅支援などのソフト・ハード面の強化をはかってきたが,そこで働く職員の能力向上―個々の能力の底上げ・能力の均質化が新たな課題として浮かび上がってきた。そこで養南病院では,

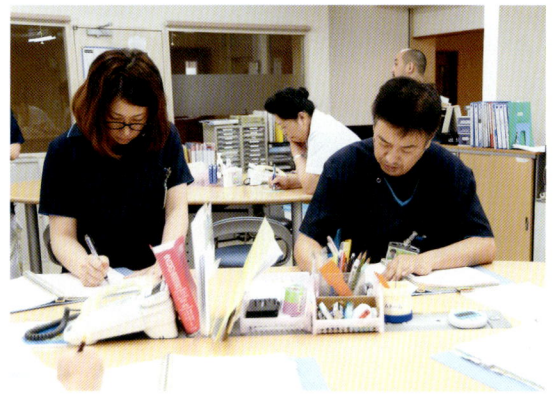
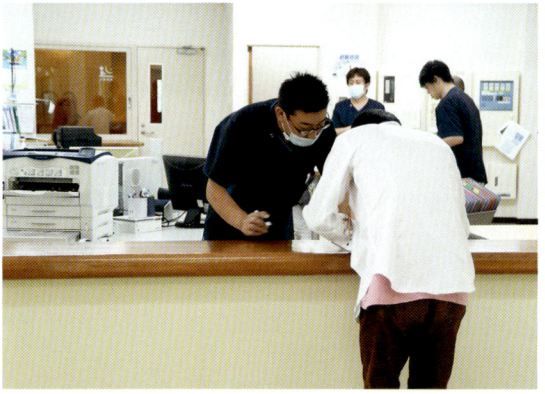
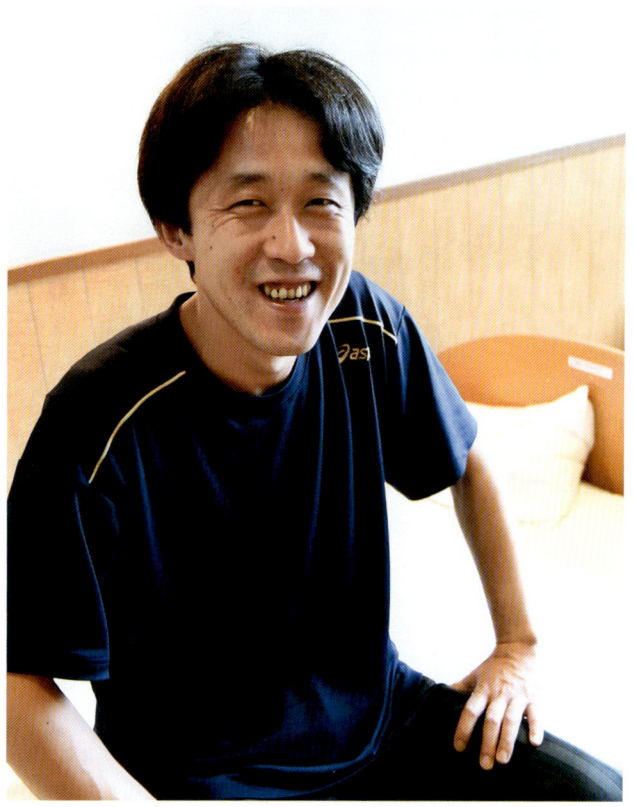

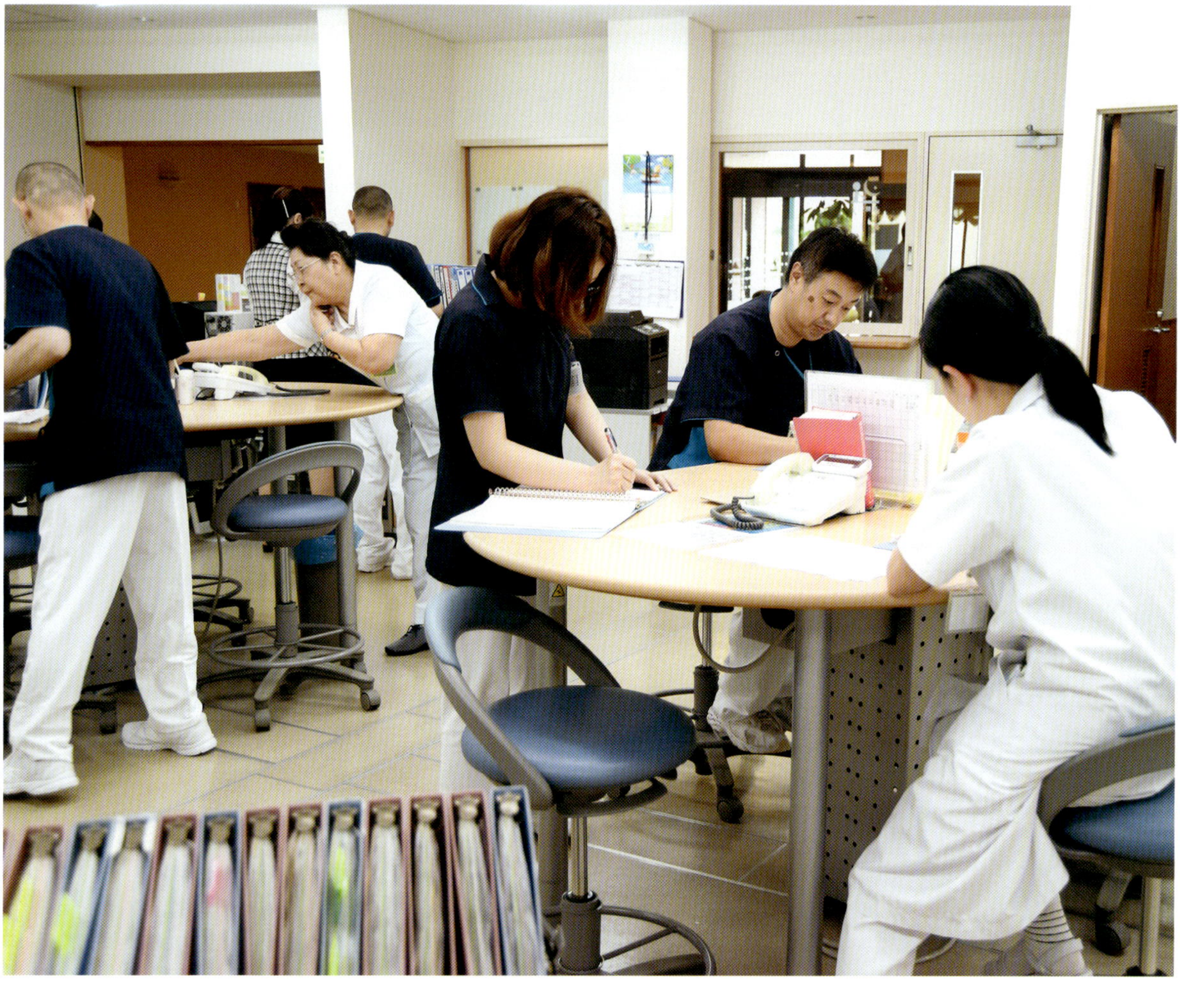

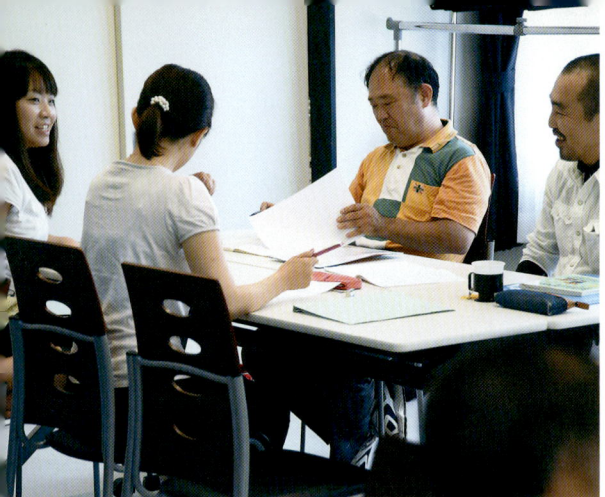
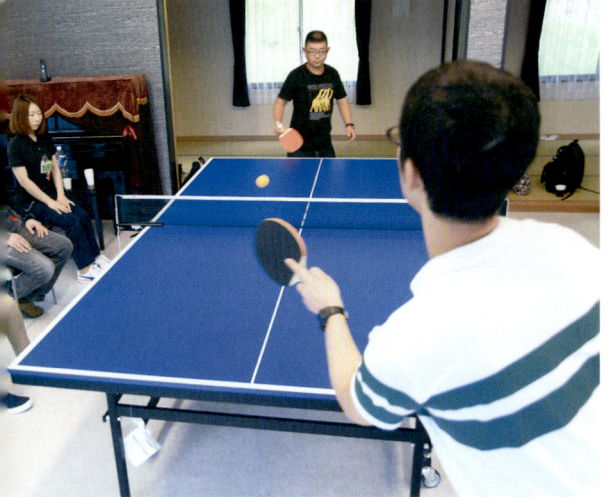
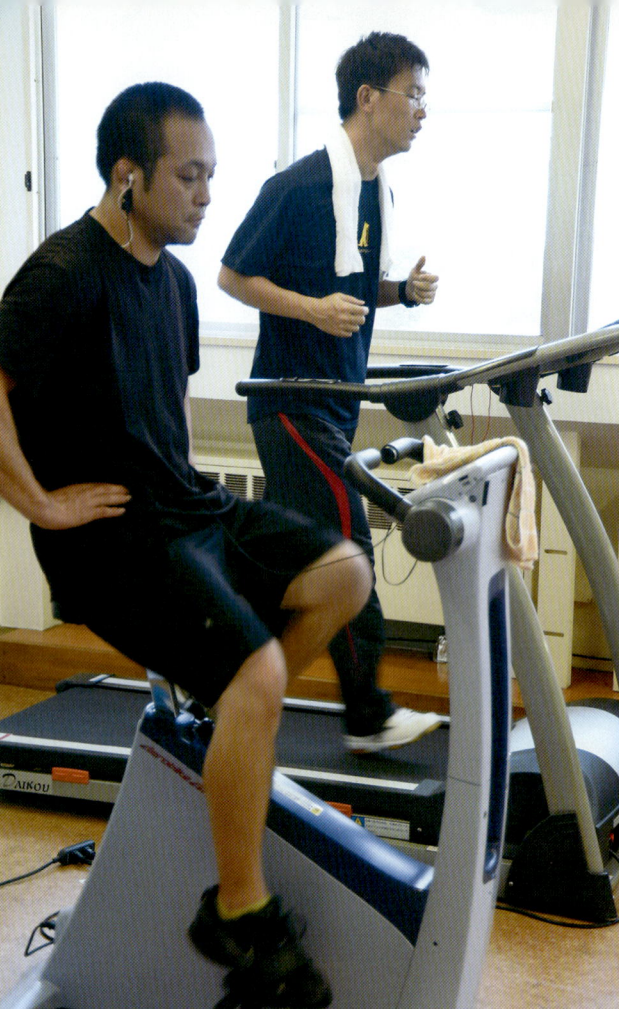

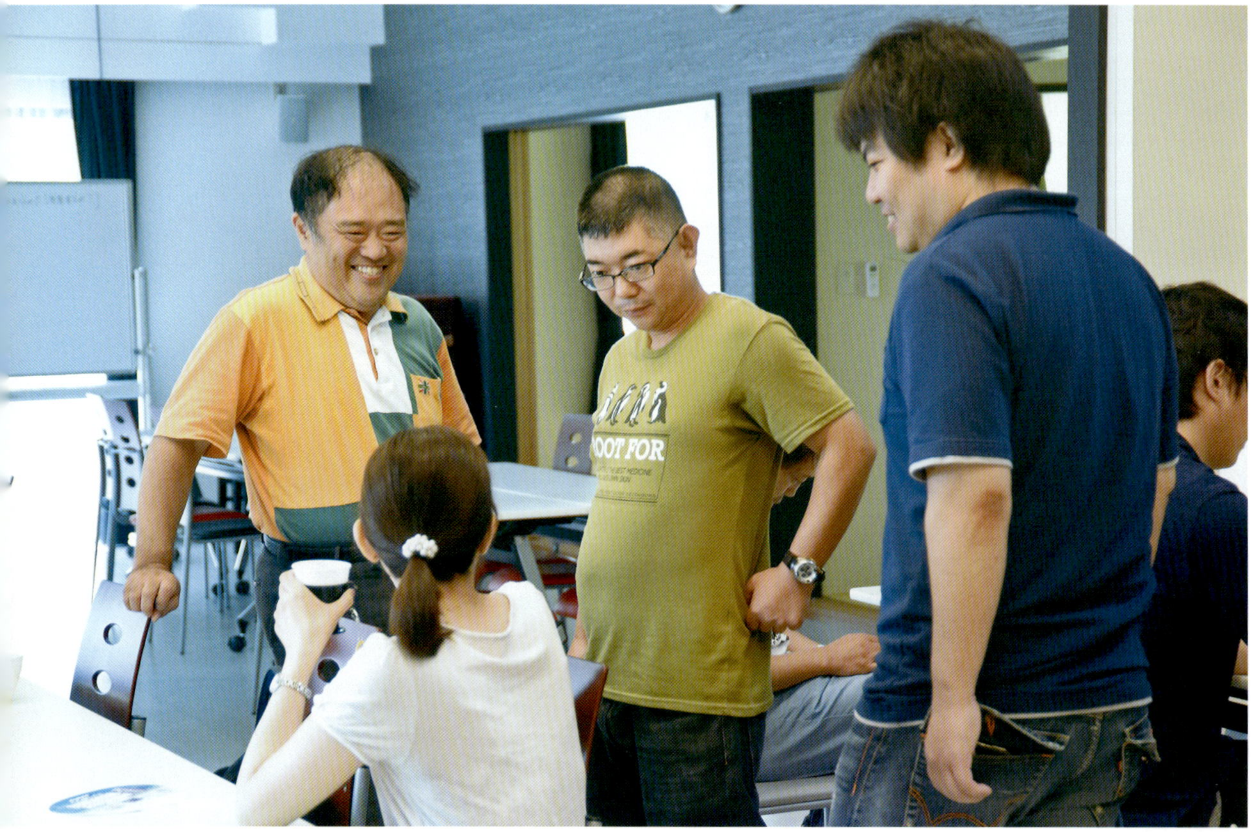

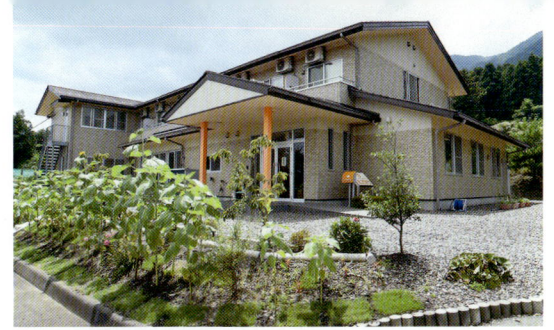

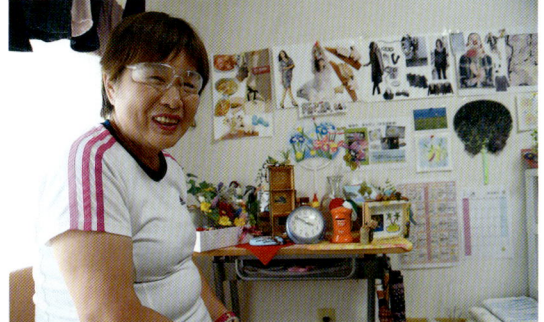

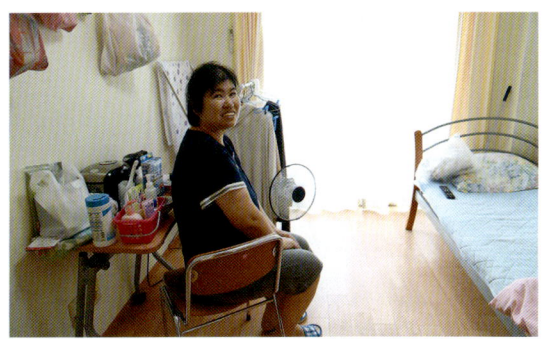

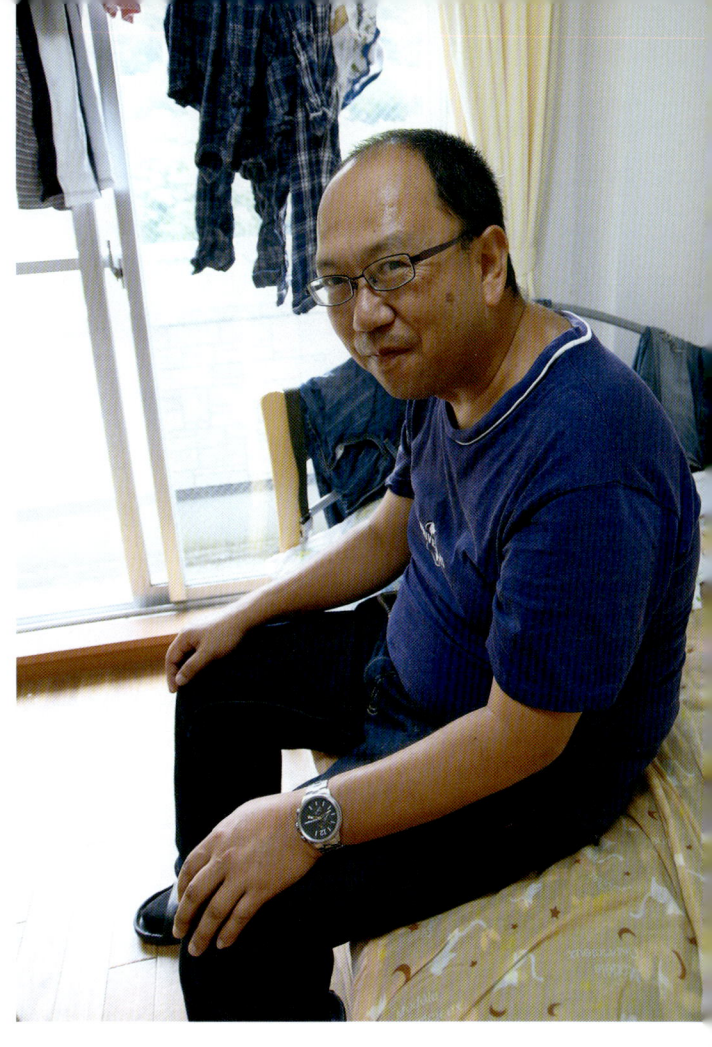

今年度より教育管理部が発足。キャリア開発委員会と研究研修委員会がその柱となっている。キャリア開発委員会では現在は主に新人教育に力を入れており、「研修手帳」を用いた教育のマネジメントや、院内のさまざまな他部署で勤務の経験をしてもらうことで、今後ますます重要となる「多職種協働」に備えた知識・技術を体得させるなどの取り組みを行っている。研究研修委員会では「いま養南病院のスタッフにはどのような知識が必要か」を検討し、毎週月曜日の昼、30分程度の院内研修などに力を入れている。病棟スタッフ個々のこうした研鑽により、平穏無事な治療環境が保たれているというわけだ。

●動きだしたリワークプログラム「SMAP」

リワークセンターSMAPで行われている職場復帰支援プログラムに参加登録しているメンバーは現在20名ほど。診療報酬はデイケアで算定している。SMAP（職場に・戻ろう・アシスト・プログラム）のスタッフは精神保健福祉士2名、看護師・作業療法士・臨床心理士が各1名という構成となっている。心理教育や集団精神療法などのお馴染のメニューのほか、現業系の職場への復帰に備えた院内にあるトレーニングジムでのワークトレーニングも用意されている。県内唯一の病院で行われているリワークプログラム。責任者である精神保健福祉士の平田亮男係長に現状に関して話を聞いた。「リワークプログラムの立ち上げは2013（平成25）年3月に開始されました。復職率は概ね7割ぐらいです。プログラムは基本的にはメンバー同士やメンバーとスタッフによる検討で決めています。職種や世代が異なるスタッフの集まりですので、ミーティングではさまざまな角度からの意見が出され、多角的な企画を立案できています。プログラム自体がまだ始まったばかりなので、現在は西濃圏域の企業に訪問して、私たちの取り組みをお伝えし、必要とあれば利用を検討いただくようにお願いしている段階ですが、先日は圏域の大きな企業の担当者がプログラムの見学に来られるなど、認知度は高まっていると実感しています」。

海津市も含むこの地域に限らず、全国的に地方市町村の人口流出による人材不足が叫ばれている昨今、構造的に豊富な人材を確保することが難しい地方の企業

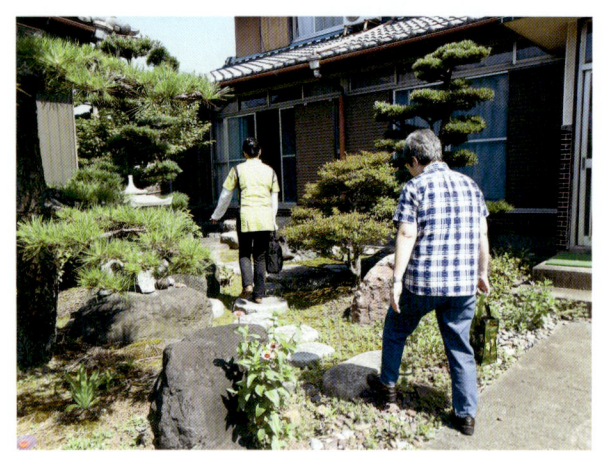

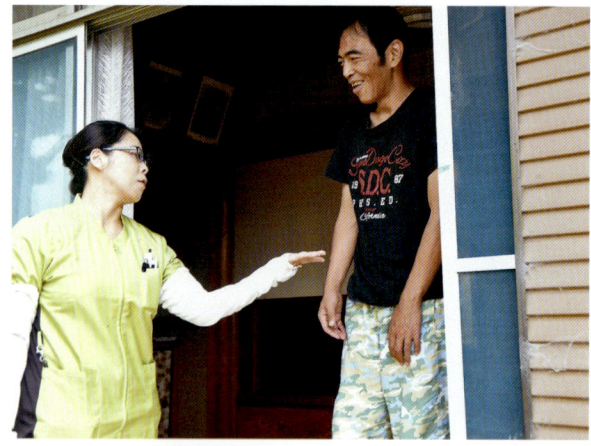

この日，リハビリテーション部地域支援課の看護師，髙月真由美さんと療養病棟に勤務する古川八重子さんが，約1年前に養南病院を退院した利用者宅を訪問。この日の古川さんのように，訪問には必ず病棟からのスタッフが同行している。「地域支援を長く続けていると，利用者の症状が不安定になったとしても『まだ地域生活が維持できるだろう』と，治療につなげるタイミングを逸してしまう可能性があります。ですから病棟看護師による治療的な視点があることで，そうした危険性を排除できるのです。逆に同行する病棟看護師は，自分たちが看護していた方々の地域生活を目の当たりにすることで，ご本人たちの力をあらためて知ったり，訪問での情報を入院中のケアに活かすことができるのです」。髙月さんはそう話してくれた。

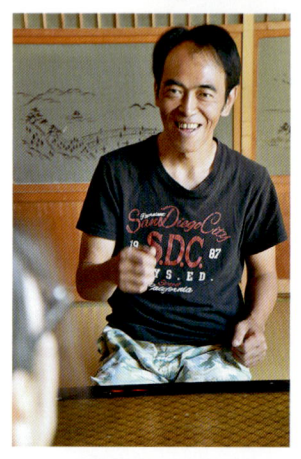

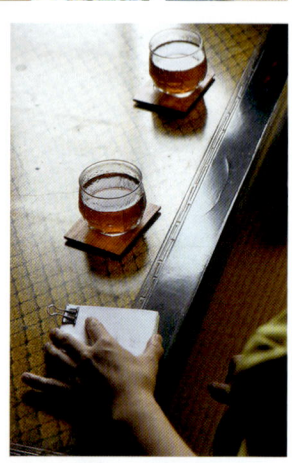

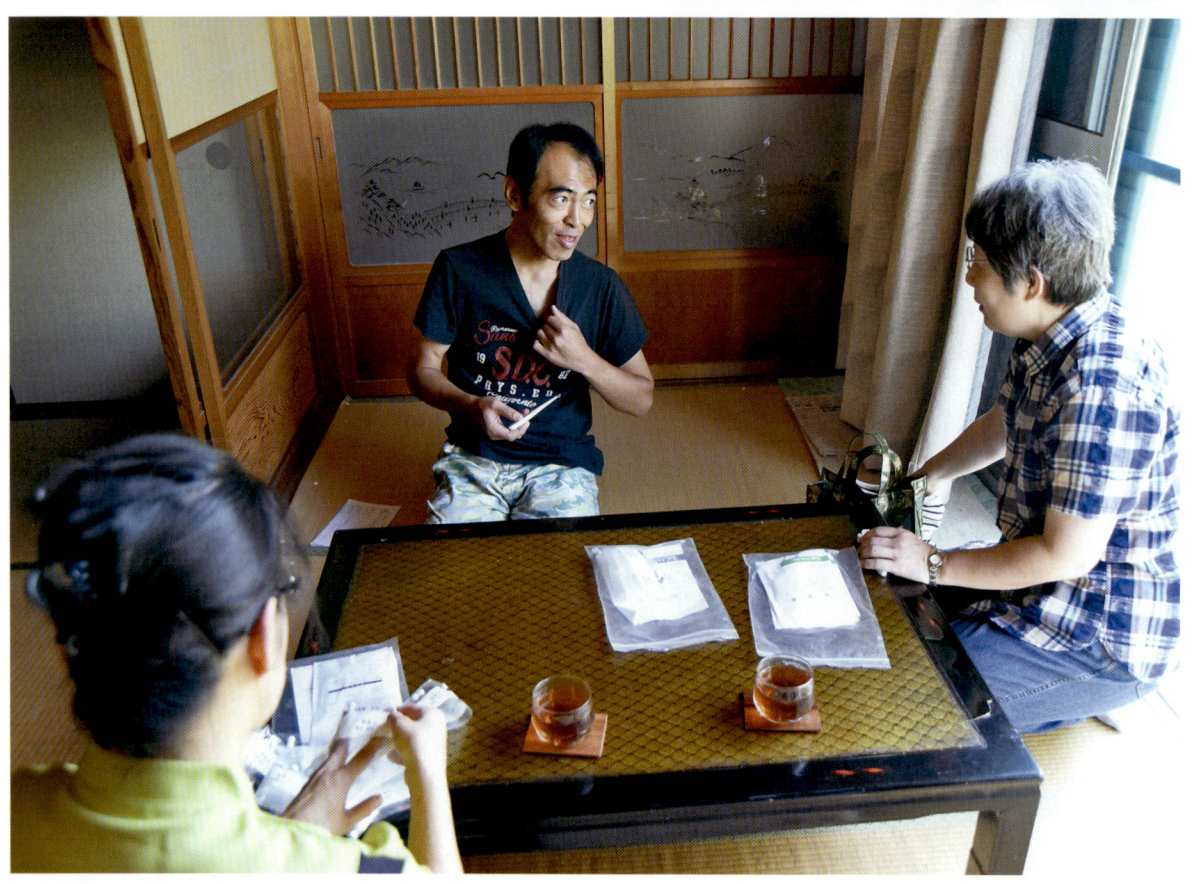

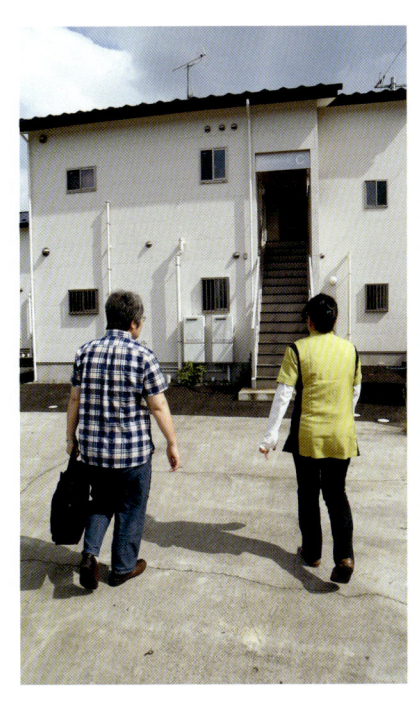

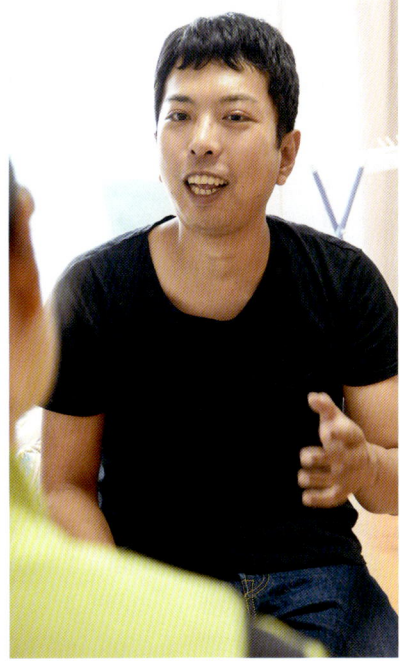

支援アパートNEXTAGE（ネクステージ）への訪問。文字通り，NEXT（次の）STAGE（ステージ）へと進むための住居施設。この日は約10か月前に養南病院を退院した男性宅への訪問。現在の単身生活の心配ごとや今後の地域生活に向けて，訪問看護師からさまざまなアドバイスを受けながら，みずからの今後の生活を計画していく。「この部屋に籠っていたのでは，病院と変わらなくなってしまいますから」と話す男性の目は，まさに「次へ」と向いている。

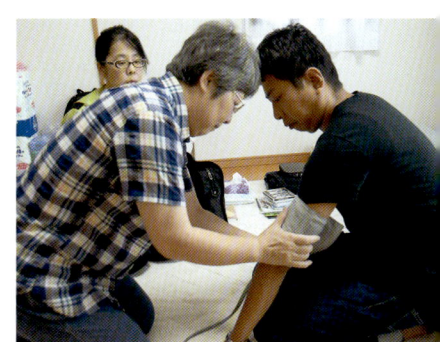

にとって，従業員のメンタルヘルスへのケアは喫緊の課題。今後，専門機関におけるリワークプログラムがこうした問題の最前線に立つことは必至であり，求められる役割はこれまで以上に高まることだろう。

●リハビリテーションへの取り組みと課題

退院後の住居の整備として，2006（平成18）年にはオレンジハイツ（現在は指定共同生活援助事業），2011（平成23）年には支援アパートNEXTAGE（ネクステージ）が開所した。オレンジハイツは1人暮らしやご家族との同居，支援アパートなどへの次のステージへの移行の中間的な位置づけとしてあり，NEXTAGE（ネクステージ）は本格的な地域生活への前準備のための住居というニュアンスが強い。どちらも病院から徒歩圏内にあり，病院のデイケア利用者や，他院からの紹介を受けた方が入居している。

オレンジハイツの施設長で病院の元看護課長である山本薫さんは次のように話す。「オレンジハイツの開設当初は，職員が入居者の部屋を訪ね，起床してもらい，ホールに集まってもらい，朝礼を行うなどしてきました。しかし『職員が入所者の世話をするのがあたりまえ』というのでは，看護師に何から何までお世話される病院での入院生活と何も変わりません。何か変化を起こさなければならない，ということで始まったのが，入所者自身に入所者の起床や朝礼の担当してもらうという試みでした。これは徐々に軌道に乗りはじめて，部屋にこもりがちな入所者同士の交流が深まっていったと思います」。

病院との近さから，〈病院（通院・通所）⇔オレンジハイツ〉というように，どうしても活動範囲が狭まりがちな入所者のため，月に1度の清掃活動や養南病院主催の夏祭りなどに参加するなどして，できる限り地域との接点を増やす取り組みをしているという。

●病院の敷居をいかにして下げていくか

「残念ながら，いまだ精神科への差別・偏見は残っています」。そう話すのは関谷院長だ。「こうした問題を少なくしていく一助になればと，養南病院の公式キャラクター『みかしん』や病院主催のお祭りなどを通じて，地域住民との交流をはかり，養南病院の認知度を向上させることで，精神科病院の敷居を下げる努力を続けています。これらのことは病院単位での取り組みですが，精神疾患・精神障がい者への差別・偏見を少なくするためには，精神科病院で働く個々のスタッフの活動，とりわけ精神科看護師の果たす役割や責任は大きいと思っています」。

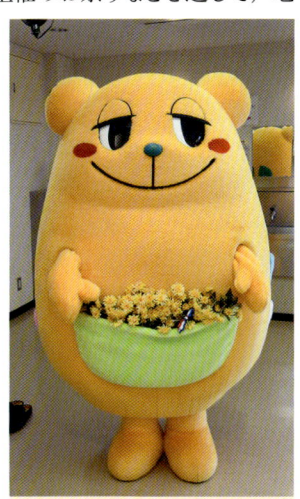

養南病院の公式キャラクター「みかしん」。精神科病院の敷居を下げ，病院と地域をつなぐことを期待され，病院のイベントや周辺地域でゆる〜く活動中。

「院長」に訊く

ストレスケアから「みかるん」まで、地域に求められる病院に

社会医療法人緑峰会養南病院 院長
関谷道晴さん

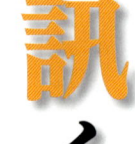

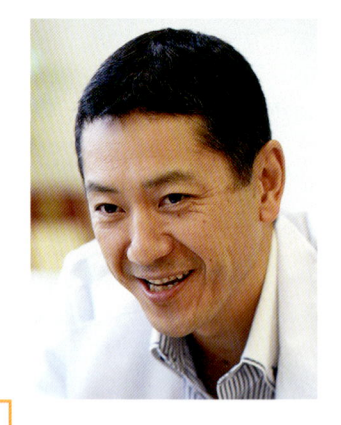

当院は病床数176床という比較的小規模な病院です。そのため、提供する医療・サービスを絞りこんでいく必要があります。大きくは救急急性期・ストレスケア・リハビリテーションの3本柱となるわけですが、救急急性期に関しては開院当初から日曜診療や時間外診療を積極的に行っていたり、リハビリテーションにおいては介護サービス包括型グループホームであるオレンジハイツやNEXTAGE（ネクステージ）などのような退院後の受け皿づくり、地域生活を安心安全に維持するためのデイケアの拡充を進めています。

3本柱のなかでも当院の強みとなっているのは、2005（平成17）年に開所したストレスケアセンターです。それまで当院を利用する患者さんの多くは、地元である海津市や隣の市である大垣市から来られる方が中心でしたが、当院は県内でもストレスケアへの取り組みを早期に行っていたということもあり、地元岐阜県のみならず、愛知県・三重県・滋賀県から当病棟に期待をかけて入院される患者さんが増えてくるようになりました。ストレスケアセンター開設から10年。当院が正会員となっている日本ストレスケア病棟研究会でのノウハウの獲得や、心理教育・認知行動療法の積極的な取り入れなどが相まって、近県のクリニックや診療所からの信頼を得ることができ、患者さんの紹介を数多く受けています。このようにストレスケアに関しては一日の長があると自負しています。

またストレスケアに関連したところで、病院で行うリワークの取り組みも当院が県内初であり、うつ病などの気分障害や不安障害の増加とそれに伴う休職で多くの企業や本人が困難を抱えている昨今において、広くニーズをとらえていると考えております。当院で行うリワークプログラムは、東京や大阪のような都会におけるそれとは少し異なり、オフィスワーカーに限らず、この地域に多くいらっしゃる、いわゆる現業系に従事されている方々のリワークにも力を入れています。そこで重要となるのは、パソコン操作など事務系の業務だけではなく、スポーツや基礎体力の維持向上です。そうした設備も充実させています。

最後になりましたが、地元地域や近県との垣根をこれまで以上に取り払うための広報の1つとして、病院の公式キャラクター、「みかるん」をプロデュースしました（本文参照）。開院前にこの地に広がっていたミカン畑のミカンをモチーフにしたキャラです。病院で行うイベントなどに登場し、子どもたちはもとより大人のみなさまにとても愛されています。

**社会医療法人緑峰会
養南病院**

〒503-0401
　岐阜県海津市南濃町津屋1508
TEL：0584-57-2511
FAX：0584-57-2513
URL：http://www.younan.or.jp/

- 診療科：精神科・心療内科
- 職員数：200人
　　（平成27年8月現在）
- 病床数　　　　　　　　176床
　西病棟：ストレスケアセンター
　（急性期治療病棟）　　56床
　南病棟：療養病棟・社会復帰
　リハビリ病棟　　　　　60床
　北病棟：療養病棟・社会復帰
　リハビリ病棟　　　　　60床
- 関連施設
  - オレンジハイツ（介護サービス包括型グループホーム）
  - NEXTAGE（ネクステージ：支援アパート）

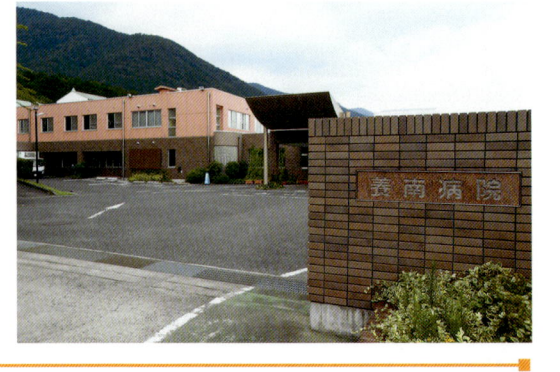

精神科看護 2015.9 vol.42 No.9（通巻276号）　取材／文：編集部・霜田薫　取材日：2015年7月28日

第15回 看護に行き詰ったら，当事者に訊いてみよう

メンタルヘルスマガジン こころの元気+

この連載は特定非営利活動法人 地域精神保健福祉機構・コンボが発行する「こころの元気＋」との共同企画です。
http://comhbo.net/

・今・月・の・お・悩・み・

当事者主体ということの意味

私は退院支援に携わっている看護師です。当院では，退院支援の対象となっている患者様に，退院支援に関する会議に出席していただき，退院後の生活の希望などをご自身の言葉で説明していただく，という取り組みを始めました。会議には，医師・看護師・ワーカー・作業療法士・地域の担当者が参加します。実際に出席いただいた患者様には「多くの職種の人が自分の今後のことを真剣に考えてくれてうれしかった」と言っていただきました。

しかし一定数の患者様から「これだけの方々に囲まれると，自分の意見なんて言えないよ。気を遣っちゃってね」という声が聞かれます。病棟で1対1でお話している分には，さまざまな希望を述べてくれるのに，です。私が会議中に「○○さん，退院したら××に通いたいって仰ってましたよね？」と話をふっても「いや，それはもういいです」と言う方もおられました。

私たち支援者は，やはり専門家ですから，そういった面々に囲まれれば，怖気づいてしまうことは想像できます。ですから，できるだけ話しやすい雰囲気を出すようにしております。しかしやはり，萎縮してしまう。

当事者の立場からご想像いただき，こうした専門職の集まる会議で，どのようにすれば，患者様がリラックスして，ご自分の希望を話すことができるか，ヒントをいただければ幸いです。

（新潟県・精神科看護師・女性・やましたようこ：仮名）

ANSWER 1　新潟県　大野剛史さん

　自分はその患者さんの真の心の声を聴くべきだと思います。支援者の誘導で，自分の本音を漏らすことができなかったのではないでしょうか。退院と掲げられて支援計画が進んでいくことに対するこれからの不安や焦りなどから逃げ出したくなったり反発したくなる。それは私も理解できます。そのためにもピアサポーターがいてくれたらと。退院に際し退院後の生活を指南してくれるよき相談相手として，ずっと付きあっていける存在なんですね。そのピアサポーターにも同じような経験があると思います。いま，地域に出て立派に社会生活を送っている彼らを鑑とすることが退院への足掛かりを掴む礎につながっていくのではないでしょうか。まずは入院中から外部の情報を提供するピアサポーターが出入りし，退院への夢と希望を抱いてもらえるようサポートする役割を担っていただけたら，さらに明るい未来が開けていくのではと期待しています。

ANSWER 2　東京都　ペンネーム 森咲裕美さん

　私も就労に向けた活動をしたいという希望をきっかけに，地域生活支援センターの私の担当者や保健師，訪問看護師，ヘルパー事業所のワーカーといった人たちに時折集まってもらい，私も交えての話しあいをしています。基本的にはありがたいと思っています。ただ，私は被害妄想が強く，支援者さんたちの言葉遣いや表情を見ていて「私の言い分は甘い考えだと思っているのでは？」と疑ってしまい，支援者さんのご意見を額面通りに受け取れず，相談者様がおっしゃるとおり，気を遣って言いたいことが言えないときもあります。支援者さん各自がご自分がお話するときの表情や言葉遣いを「自撮り」して再生してもらい，それをご自分だったらどう感じるかという訓練を定期的にしてくれないかなと思います。あまり大げさだとそれも怪しくて疑ってしまうものの，支援者さんには，真心の他にほんの少しの演技力も必要ではないかという気もします。

ANSWER 3　東京都　ペンネーム あきこさん

　私は約10年間入退院をくり返してきた統合失調症患者です。
　私も専門家たちに取り囲まれたら，萎縮してしまって意見が言えなくなってしまうと思います。そこで患者がリラックスして，自分の希望（本音）を言いやすいアイデアです。
　軽いおやつ，飲み物を用意し，退院お祝い会（フェアウェルパーティー）を同じ入院患者の友だちで開いてもらいます。退院していった友だちも呼びます。そういうフランクな感じのなかに，医師，看護師，ワーカー，作業療法士，地域の参加者も後ろ盾として加わってもらいます。あくまでも，主役は患者と患者の友だちです。きっと飾らない素の自分の意見や，退院していった友だちからアドバイスも受けられるでしょう。自分の好きなときに好きなことができること（好きなときにシャワーが浴びられる，窓を大きく開けられる，チャンネル権が自分のものになるなど）や，プライバシーが守られることなど，さまざまな意見が出るでしょう。

ANSWER 4　新潟県　ペンネーム やまっちさん

　私は特定不能の精神病性障害の40代男性患者です。私も以前，入院した経験があり，退院前に，病院関係者，地域担当者の方など，たくさんの人の前でいろいろなことを聞かれて，正直緊張しましたが，退院したいという気持ちが強く，なんとか話しあいができました。患者さんにもいろいろなタイプの人がいて，緊張などせずに自分の意見を積極的に話せる人もいるとは思いますが，どうしてもたくさんの人がいると緊張して視線をどこに向けたらいいか悩む人が多いかもしれません。普段から担当の看護師さんが，患者さんに寄り添っていろいろな話しあいをして「大丈夫ですよ，緊張しなくてもいいですよ。みんなは，あなたの味方で，あなたに親身になってくれる人々ですよ」と事前に何度もリラックスした状態で会議に出られるように配慮してあげてほしいと思います。難しいかもしれませんが，模擬的な会議をして，徐々に患者さんに慣れてもらい緊張を和らげる方法もあると思います。

ANSWER 5　群馬県　ペンネーム こだぬきさん

　統合失調症の40代の主婦です。近年はチームワークによる医療体制が進み，かつてのような医師とその指揮下にある職種……という体制は過去のものになりつつありますね。

　入院していることの大きな問題点は，「世間に疎くなってしまうこと」です。退院のための関係者会議自体が，「退院に向けての訓練と準備」といった感があります。私は患者側としての出席だけではなく，県のスペイン語医療通訳として精神科の退院のための関係者会議に出席したこともありますが，「そういう場でまだまだ萎縮して自分の気持ちを伝えられない」ことそのものが「その人の退院をめぐる1つの参考資料」という気がしました。

　ご質問の点は，他の職種の方々とその人への対応についての重要な論点だと思います。

ANSWER 6　新潟県　梅川康輝さん

　私は統合失調症ですが，現在，就労継続支援事業A型で障害福祉サービスを利用しています。数年前から始まった計画相談で，ソーシャルワーカーや施設職員，障害者就労センターの方々3人と面談することがあります。

　やはり，その場になると，「こんなことを言っていいのだろうか」とか，「怒られるのではないか」と考えてしまい，なかなか本音が言えません。やりたいことがあっても，馬鹿にされるのではないかと考えてしまうからです。なぜそうなるかと考えると，スタッフがみな専門職だからかもしれません。専門職の方々には「障がい者はこうあるべき」という固定観念がないでしょうか。障がい者は指示される側，専門職は指示する側という考えはないでしょうか。

　どうすればいいか。たとえば，当事者スタッフがいれば本音も話しやすくなるかもしれません。理解してもらえると思って話しやすくなります。ご検討よろしくお願いします。

WRAP®をはじめる！

第9回 【対談】これまでの連載を振り返る

アドバンスレベルWRAP® ファシリテーター／
地域活動支援センターはるえ野 センター長（東京都江戸川区）
増川ねてる ますかわ ねてる

WRAP® ファシリテーター／
訪問看護ステーションりすたーと 所長（埼玉県さいたま市）
藤田茂治 ふじた しげはる

　今回で第9回目を迎える本連載も，次回からいよいよ後半，WRAPの本体「6つのプラン」に突入します。そこで今回は後半に入る前に，本連載を担当する増川ねてるさんと，WRAPファシリテーターの資格をもつ藤田茂治さんに，読者から寄せられたご質問にお答えいただきながら，これまでの内容について振り返っていただきます。

あらためて，WRAPって何？

Q. いつも興味深く読ませていただいており，WRAPにも関心がでてきたのですが，一方でWRAPの全体像をなかなかつかみきれずにいます。特に〈リカバリーのキーコンセプト〉がWRAPのなかでどのような位置づけにあるものなのか，理解に自信がありません。あらためて「WRAPとは何か」について教えてください。

　増川　まず，WRAPが成立した過程から振り返っていきましょう。

　WRAPはもともと米国のメアリーエレン・コープランドさんという当事者の方の調査からはじまりました。彼女は当時，副作用の問題などから，10年間使ってきた薬が使えなくなってしまったといいます。そこで彼女は，他の当事者が地域でどのように生活をしているのか，どのようにして自分の人生を取り戻していったのか，120名以上の当事者にインタビューを行いました。その結果，リカバリーした人たちには，共通した特徴があることをメアリーエレンさんは見つけました。

　彼らは共通して「希望」「自分の責任」「学ぶこと」「(自己)権利擁護」「サポート」というところに意識を向けていたのです。現在では，それらは〈リカバリーのキーコンセプト〉(以下，キーコンセプト)と呼ばれています。そして，その人たちは，生活をしていくうえでのその人なりの工夫＝自分に合った〈元気に役立つ道具箱〉(以下，道具箱)をもち，それを使っていたということです。

　調査の後，彼女は精神疾患からリカバリーした人たちのこれらの特徴を伝えるためにワークショップを開催したり，本を出版したりしたそうです。そして，あるワークショップで「これらは，よいものだとわかりました。でも，〈キーコンセプト〉〈道具箱〉を必要なときに実際に使うのは難しい」「具体的に生活のなかで使

WRAP®をはじめる!

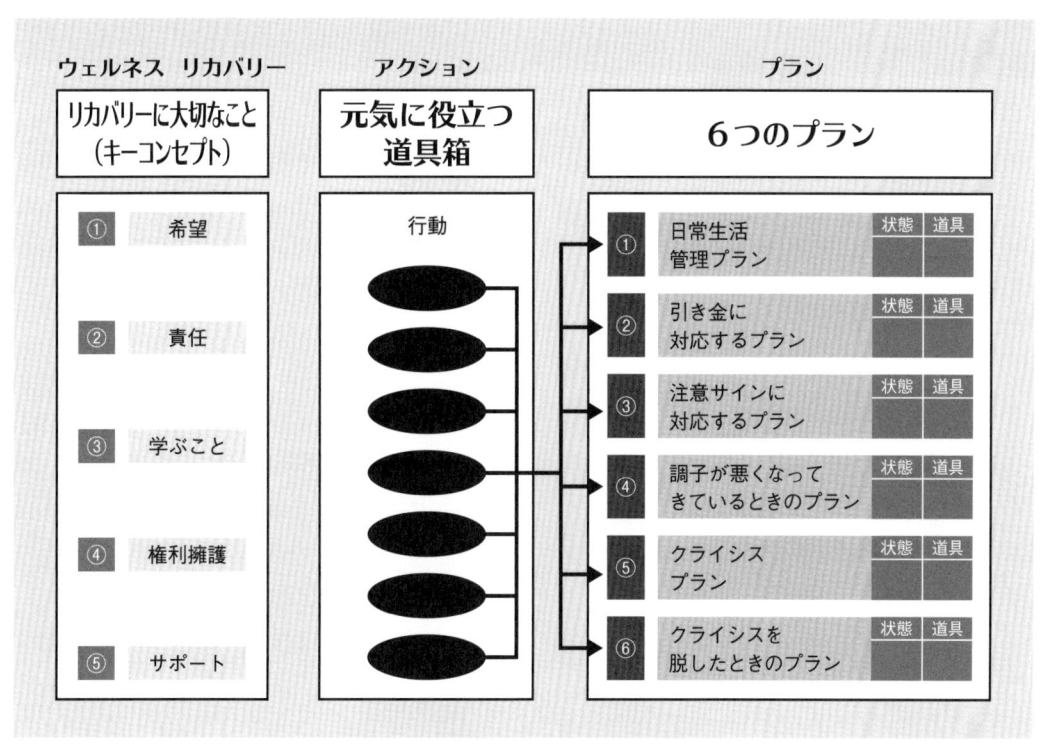

図1 僕が考えるWRAPの仕組み

っていくことが難しい」という意見が出されました。そこで、〈キーコンセプト〉と〈道具箱〉を日常生活のなかで使いこなしていくための仕組み（システム）としてWRAPが開発されていきました。

僕は以前、「お酒を飲む」を〈道具箱〉に入れていたのですが、この方法を過剰に一般化してしまっていました。楽しくなりたいとき、嫌なことがあったとき、眠りたいとき、怒りを覚えているとき、どのときにもお酒を飲んでいたのです。結果、失敗しました。「飲みどき」がわからなかったのです。また、WRAPの話をしていくなかで、「愚痴を言う」ことを〈道具箱〉に入れている人にしばしば出会うことがあったのですが、僕は愚痴を言うことが嫌で、それを一切参考にしませんでした。しかし、いまでは強烈に嫌なことがあったときに信頼できる人に愚痴をいうことは、なかなかいいなと思っています。つまり、当時は「愚痴を言う」という〈道具〉の「使いどころ」がわらなかったのです。〈道具〉そのものが悪いのではなく、使うための「適切なタイミング」を知らなかったのだと、いまでは思っています。

次回以降、〈6つのプラン〉（以下、プラン）の具体的な話に入っていく予定なので先取る形になりますが、WRAPでは図1のように状態／状況を6つに分け、それぞれの状態／状況を示すサインを定めておきます。そして自分のもつ〈元気に役立つ道具〉をそのサインに対応させておきます。そうすることで、〈道具〉を適切な

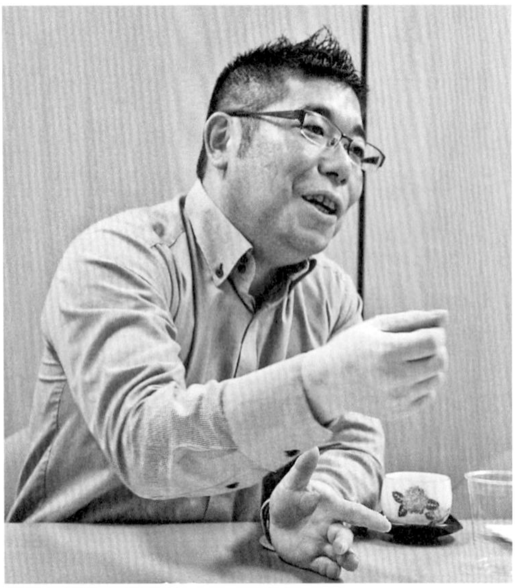

写真1　藤田茂治さん

タイミングで使えるようにしていきます。そのことによって，道具の無駄打ちがなくなりますし，変に躊躇してタイミングを逸してしまうこともなくなります。〈道具箱〉の「使いどき」「使い方」を予め用意しておくわけです。

藤田　看護師は"看護計画の立て方"のように，決められた枠組みにあてはめることは得意なので，〈キーコンセプト〉の前に〈道具箱〉と〈プラン〉の解説からはじめると馴染みやすいのかもしれません。もちろん，WRAPの性質を考えると，〈キーコンセプト〉の前に〈プラン〉から入るということは難しいのですが，〈キーコンセプト〉のようなやや抽象的な話は単なる精神論のように思えてしまうようです。〈道具箱〉を生活のなかで使いこなしていくうえで〈キーコンセプト〉がそこにどのようにかかわっているのか，もう少し詳しくお話したほうがいいと思います。

増川　なるほど，〈キーコンセプト〉が「抽象的」「精神論」のように感じられるということなのですね。でも，WRAPユーザーからすると，この〈キーコンセプト〉こそが「リアル」なわけです。この5つの事柄が「メンタルヘルスのリカバリーの鍵」であって，これらを働かせられるかどうかが，リカバリーに向かうかどうかの源。逆にここから離れた場合には，リカバリーの反対に向かっていると思います。

〈キーコンセプト〉は，先述したようにリカバリーした人たちに共通する5つの特徴です。そのため，〈道具箱〉もこの5つの〈キーコンセプト〉に照らし合わせて考えてみる必要があります。つまり，その道具は「希望をもったものか（①希望）」「自分で選択したものか（②責任）」「学べる，自分は成長できるということを知っているものなのか（③学ぶこと）」「自分が必要としていること，大切なことは伝えてもいいと思っているか（④権利擁護）」「人間関係や，環境をサポーティブなものにしていくものなのか（⑤サポート）」。このように〈キーコンセプト〉で自分の〈道具箱〉がリカバリーにつながるものかどうかを点検することもできますし，自分のあり方，方向性を定めるための観点にもなり得ます。

具体的にいうと，外部からやってくる苦手な刺激（WRAPでは，「引き金」といいます）に対して〈道具〉を使う場面を考えてみます。「責任」というキーコンセプトに照らし合わせて考えると，このとき使う〈道具〉は，単に感情の爆発による反射的な行動であっては意味がありません。自分の「責任」にもとづいて「選択」された行動であることが大切なのです（詳細は本連載第5回を参照）。

いずれにせよ，「リカバリー」が起きていると

きには，この〈キーコンセプト〉が働いているということが，多くの人の経験からわかってきています。これは，僕の実感からもそうで，「希望がなく」「何かに巻き込まれて自分の力を失い」「自分に諦めて」「大切なことは言えず」「まわりのサポートが受けられず，自分も闘争的になっている」ときには，リカバリーから遠くなっています。反対に，〈キーコンセプト〉が働いているとき，僕の精神は「リカバリー」の側にあります。このように，〈キーコンセプト〉はリアルな感覚です。眼には見えませんが，人体にあるリカバリーのための「ツボ」のようなものだと僕は思っています。

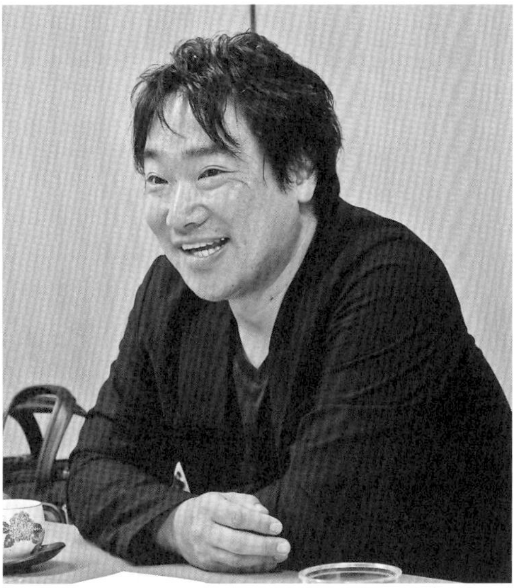

WRAPの特徴とは？

Q. WRAPは，認知行動療法（以下，CBT）や生活技能訓練（以下，SST）などの従来のアプローチと比べて，どのような特徴があるのでしょうか。

増川　さまざまな意見があると思いますが，僕は明確な違いがあると思っています。どういうことかというと，CBTもSSTも，あるいは服薬も，僕にとっては〈道具〉の1つなのです。そして〈道具箱〉には，その他に「ラーメンを食べる」「お酒を飲む」「本を読む」，あるいは「好きな人とメールをする」ということも入ると思うのですが，CBTもSSTもこれらと同等だと僕は考えています。当事者として，リカバリーに役立つものと考えたとき，それらの価値は等価なのです。

そして，CBTもSSTも，WRAPという仕組みがあることによってうまく使いこなせていく

写真2　増川ねてるさん

……そういうイメージをもっています。WRAPは，その〈元気に役立つ道具箱〉を使いこなせるようにしていくための仕組みです。本連載の第3回目でも触れましたが，パソコンに例えると，〈道具箱〉は個々のアプリケーションのようなもので，WRAPはそれらを統合的に使っていくためのOSのようなもの。そして，WRAPがあるから，この〈道具〉が有機的に連動して，本人が使いやすくなっていく。〈キーコンセプト〉があるからこそ〈道具〉は自分のものになっていくし，〈プラン〉があるからこそ〈道具〉の使いどきもわかってもいくという感じです。

たとえば，僕はSSTを「日常生活管理プラン」の「時々するとよいこと」に入れることはあると思いますが，「クライシスプラン」の「やってほしいこと」には入れないと思います。CBTを「日常生活管理プラン」のある時期の「毎日やるといいこと」に入れる可能性はありますが，「調子が悪くなってきているとき」には

入れません。このときには「リスパダールを飲んで脳の動きを止める」ことを僕なら入れます。

藤田 CBTにもSSTにも使用のタイミングと時期があり，それらを有効に使うためにWRAPをつくるというイメージですね。

増川 はい。そして，自分の〈道具〉として使っていくわけです。自分で使えないと意味がないですからね。そして，多くの場合，「いつ」それを使っていいのかがわからない。

また，どんなに素晴らしいものでも，本人に合わず，ちぐはぐになっていたら，おかしなことになると思います。そこで，そこに〈キーコンセプト〉が効いてきます。CBTも，SSTも，ラーメンも，好きな人とのメールも，服薬も，運動も，それらが本人にとって，5つの〈キーコンセプト〉に適ったものであるからこそ，有効に働きます。反対に，本人が「希望」を感じないままに学んだSSTがちぐはぐな行動を生み，「選択」していないのに押しつけられた薬が本人を苦しめることもあるでしょう。本人の〈キーコンセプト〉が動いていないところでは〈道具箱〉は機能しませんし，リカバリーも起こりません。薬で症状がよくならない人が，仕事をもったら症状が改善したという話はよく聞きます。

くり返しになりますが，その人に合った〈道具〉があり，その〈道具〉には適切な使用のタイミングがあります。WRAPをつくることで，それらが有効に機能するようになっていく……WRAPは〈道具箱〉を使いこなすための仕組みです。さて，ご質問の答えになっているでしょうか？

"らしさ"回復行動プラン

藤田 関連して少し気になっていることがあるのですが，精神科看護師のなかには，WRAPは自分が活用するものではなく，誰か（患者さん）に適用するものだととらえてしまっている人がいます。なぜかというと，リカバリーとは目に見えない何かが障害されている人にしか起こらないものだという偏見が，精神科医療者のなかに根強くあるからだと思います。リカバリーは障害の有無にかかわらず誰にでも起こるものなのですが，リカバリーと自分を切り離してしまっているので，〈道具箱〉や〈プラン〉といった枠組みが比較的はっきりしている部分はすんなり理解できるようですが，〈キーコンセプト〉については経験に即して考えることができないため，単なる精神論のようなものに思えてしまうようです。

増川 それはもったいないですね。〈キーコンセプト〉の発見こそが，「画期的なことだった！」のですが……。

以前，ある企業人向けのWRAPクラスをやっていたときのこと，「最近は目標管理ということがいわれていて，それにもとづいて評価がなされているのですが，それが力を奪っているということがわかりました。自分で立てた目標でも，力は奪われる。そうではなくて，まずは『希望』からはじめて，自分の『選択』，『学ぶこと』……ですね。そうでないと，自分がやろうという気になりませんものね」と参加した方が話をされていました。

藤田 それはWRAPでいうところのWellness，つまり"good for your character"につながるところですね。

WRAP®をはじめる！

　増川　WRAPは，Wellness Recovery Action Planの略で，日本語では「元気回復行動プラン」と訳されているのですが，WRAPが日本に入って来て間もないころ，自分だったらWRAPをなんて訳すかと考えて「らしさ回復行動プランだ！」と思ったことがあります。そして，その訳語を提唱したことがあったのですが，あまり話題になりませんでした（笑）。

　僕は，Wellness＝「自分らしさ」だと思っています。僕がリカバーしたかったものは「自分らしさ」でしたし，WRAPによってそれが叶ってきていると思うのです。「らしさ回復行動プラン」って，いいと思うのですけどね（笑）。

　後に知ったことですが，Wellnessにはgood for your character，つまり「あなたの個性にとってよいこと」という意味が含まれているそうです。これはWRAPファシリテーター養成研修に参加したある方（現在はWRAPファシリテーターとして活動しています）が英英辞典を引いてくれたのでわかったことなのですが，英語圏のメアリーエレン・コープランドさんは，この意味を当然踏まえていたと思います。

　藤田　「元気」と訳されたことで，「元気にならなければリカバリーしたことにならない」という誤解も少なからず生まれてしまった気がします。私も「らしさ回復行動プラン」のほうがしっくりきますね。

　増川　これまでビジネスマンや外科医の方たちとWRAPをやったこともありますが，障害の有無にかかわらず，「誰もが自分『らしい』人生を生きたい」「Wellnessをリカバー（回復）したい」と思っているのだと，つくづく思います。WRAPは，自分の人生を自分らしく生きていきたいと願う人すべてに使える，「Wellness Recovery Action Plan」です。

WRAPを現場で"活用"するには？

Q. WRAPを勉強して，いずれ現場での実践に取り入れていきたいと考えているのですが，実際にはどのように活用すればいいのでしょうか。また，何からはじめればいいのか教えてください。

　増川　まず，WRAPは自分が日常生活のなかで活用するためのツールであり，誰かが誰かに施す支援のための技法ではありません。そのため，WRAPファシリテーター養成研修では「自分のWRAPをつくっていること」「WRAPクラスを経験していること」が要件にすえられています。サッカーの監督が優れた選手である必要はありませんが，少なくともボールを蹴った経験は必要だと思います。ですから，まずはWRAPクラスに参加して，ご自身のWRAPをつくることからはじめることをお勧めします。また，「わかりづらい」といわれる〈キーコンセプト〉も，たとえば「自分はどこに希望を感じるのかな」「どのようにpersonal responsibility（選択する力）を発揮しているのかな」など，ご自身の経験に即して解きほぐしていくと何がしか感得できると思います。WRAPは体験談の集積から成り立っているものですから。百聞は一見に過ぎず，です（笑）

　また，僕は医療としては，医療観察法病棟でWRAPクラスをやっているのですが，そのとき「この人はいま希望につながっているのかな」「自分の選択する力に気づいているのかな」「学ぶことに開かれていて，自分のことは自分で伝

え，まわりとサポーティブな関係をつくろうとしているのかな」といったふうに，〈キーコンセプト〉の観点からその人をみるようにしています。厳密にはアセスメントのためのツールではないのですが，人間理解，リカバリー理解のための5つの観点としても活用できると思っています。〈キーコンセプト〉はリカバリーが起きているときに見受けられるものですので。

　藤田　ただし，単に「あてはめる」ためのツールとして〈キーコンセプト〉を使ってしまうと，WRAPの本質から外れてしまうように思います。たとえば，シートか何かを用意して，「あなたは希望を感じていますか？」「自分で選択できていますか？」とそのまま尋ねて，空欄を埋めていくような作業では意味がありません。そこには本人以外の力が働いているからです。そういう意味でも，まずは自分自身でWRAPをつくり，〈キーコンセプト〉がどういうものなのか，みずからの経験をもとに解きほぐして理解することが重要です。

　また，精神障害をもつ人は，「希望」「責任」「学ぶこと」「権利擁護」「サポート」をもっていないからこそ障害を抱えているのだという意見をたまに耳にしますが，こうした前提はWRAPやリカバリーのマインドから外れています。なぜなら，こうした前提は，医療者や援助者が何がしかの支援を行うことで「希望」「責任」「学ぶこと」「権利擁護」「サポート」が与えられる，つまり「リカバリーさせてあげる」という発想に行きつくからです。

　増川　〈キーコンセプト〉は，誰しもに本来備わっているものなので，「なくなる」ことはありません。ただし「見えなくなる」「忘れてしまう」「弱くなる」ことはあります。たとえば，目標を見失ってしまう人はいると思いますが，何かに「希望」を感じる感覚そのものは失われていないはずです。また，時には誰かの指示に従う必要はあると思いますが，自分で「選択することができる力（自分の責任）」が失われることはないでしょう。それは，もともと人がもって生まれたものだからです。ただ，時に見えなくなってしまったり，忘れてしまったり，弱くなってしまったりすることはあるでしょう。なので，文字にして書いておく（WRAPをつくっておく）とよいと思うのです。

　僕は5つの〈キーコンセプト〉を常に回転させるように，そして自分の〈道具箱〉を使うようにしていますが，それで現在は薬を飲まずにやっていけるようになりましたし，同様にまわりにもリカバリーする人たちがでてきました。少し挑戦的な言い方かもしれませんが，この5つに焦点をあて，アプローチしていけば精神疾患は"治る"，あるいはリカバリーしていくと思います。

　WRAPは，リカバリーした人たちの体験談にもとづいています。よく「WRAPにはエビデンスはあるのですか？」と聞かれますが，僕は，「WRAPはエビデンスの塊です」と答えます。WRAPは仮説検証によってつくられたプログラムではありません。リカバリーしていった当事者の事実そのものです。ですから，〈キーコンセプト〉は，単なる概念や精神論ではなく，「リアル」そのものです。それが，当事者がみずからつくりだし，当事者の手によって発展してきたWRAPというものなのです。WRAPは支援のツールではなく，自分でつくる「自分の取り扱い説明書」です。自分の人生を自分らしく生きるための仕組みです。

藤田 精神科医療は医療者たちの努力に反して，患者さんからの受けが悪かったのは，この〈キーコンセプト〉に関係しているように思います。もし患者さん自身が治療に「希望」を感じており，みずから「選択」したものであれば，治療にも積極的になると思います。反対に，それらを蔑ろにしてしまえば，本人は治療の重要性にも「納得感」をもてていないので，結果的に措置入院や医療保護入院をくり返すことになってしまうのではないでしょうか。

たとえば，足を骨折した人のリハビリにしても，「歩けるようになりたい」「あの山を登りたい」といった「希望」を本人がもっていれば，看護師や理学療法士が特別働きかけなくても自ずとリハビリをはじめると思います。反対に，そうした「希望」を無視したままその人の歩行機能にのみ働きかけようとしても，本人にその気（希望）がなければ動かないでしょうし，みずから学ぼうとも思わないでしょう。つまり私たち医療者は，本人の〈キーコンセプト〉に焦点をあて，働きかけるところからはじめなければなりません。先の例でいえば，本人が「歩きたい」と思ってみずから動き（リハビリし）はじめたところから，看護師や理学療法士の専門的な知識や技術も発揮することができるのですから。

もちろん，精神科医療ではやむを得ず強制力が働く治療を行わざるを得ない場合もあります。ですが，保護室にいるときから，〈キーコンセプト〉に焦点をあててかかわることができれば，患者さんのその後の治療への臨み方は変わってくるかもしれません。

増川 それは精神科医療の問題ということだけではなく，当事者がリカバリーしていくための要素（リカバリーのキーコンセプト）が，これまではわかっていなかったからだと思います。いまはわかっているので，今後は精神科病院のなかでも，看護師さんには，患者さんの「希望」を意識してもらったり，「サポート」の感覚を強化するためのかかわりや会話をもってもらったりと，〈キーコンセプト〉に焦点をあてたアプローチをしていただけたらいいなと思います。

次回からの連載に向けて

増川 僕は，2日間の「WRAP集中クラス」では，1日目に〈道具箱〉と〈キーコンセプト〉を扱うのですが，その時間を「WRAPをつくるための素材集めです」と説明しています。2日目は，1日目に集めた「素材」を日常生活に取り入れるための「WRAPづくりを行います」と。この連載では，前回までが〈道具箱〉と〈キーコンセプト〉についてでしたので，これでWRAPをつくるための準備が整ったというところです。

今回は読者のみなさんから寄せられたご質問にお答えする形で，これまでの内容を整理してきましたが，次回からの見通しをよくするために，WRAPの構造を簡単におさらいしておきます。

まず，米国のメアリーエレン・コープランドさんという方が精神疾患からリカバリーした人たちにインタビューをしたところ，リカバリーしている人たちは，5つの要素（キーコンセプト）と，自分なりの〈道具箱〉をもっていることがわかりました。しかし，日常生活のなかで〈キーコンセプト〉〈道具箱〉を意識的に使う

ことは難しかったので,それぞれの〈道具〉を使う際の「サイン」が開発されました（これが次回からお話していくことになる〈プラン〉です）。「サイン」が開発されたことで〈道具箱〉が使いやすくなっていく。そして,その〈道具箱〉が使われているとき,その人のなかには5つの〈キーコンセプト〉が動いていて,その人「らしさ」（Wellness）が「回復」（Recovery）している。この全体の仕組み（システム）をWRAPと呼んでいます。

WRAPはリカバリーに取り組む当事者の生活から生まれたものであり,「自分の取り扱い説明書」です。〈キーコンセプト〉も〈道具箱〉も「サイン」も人によって違い,千差万別。僕の語りも,多くのバリエーションの1つです。ですが「事実」です。リカバリーは現実であり,事実です。理念ではありません。現実でなければ困ります。実際に僕たちは生きているのですから。だからこそ,僕たちは実体験を重視しています。

リカバリーをもたらす「唯一の正解」なんてあるわけがなく,個々の人の人生に,それぞれの正解（適切な解）があるのだと思います。一般化できるものではありません。だからこそ,お互いの経験から,学ぶことが大切になります。そこには,「リアルな人の生活」が,「1人1人の実際に行った試行錯誤」が必要だと思います。過剰な解説によって一般化されていかないように,体験から学ぶことをやっていきたいと思っていたので,これまで自分のストーリーを中心に連載を続けてきました。

これは,1つの体験談です。ですから,みなさんは,「ああ,そうだ」と思うこともあれば,「自分とは違う」と思うこともあると思います。それでいいのです。読みながら,自分の経験を振り返っていただけたらと思います。1つの「正解」を探すためではなく,それぞれの「らしさ回復」のきっかけのために。今後も引き続き,みなさんからのご意見やご感想,ご質問をお待ちしています。本当は,リアルで対話（ダイアローグ）できたなら……と思うのですが……紙媒体では難しいので手紙でも……。

藤田　この連載を通してWRAPの輪が広がっていくことを期待していますが,文章だけでWRAPのすべてを伝えることの限界も同時に感じています。関心をお持ちの方は,ぜひとも"増川ねてるさんの"WRAPクラスを体験してみてください（笑）

〈終〉

精神科看護×事例検討

気づきを活かす事例検討会

隔月連載
●第4回●

責任編集・末安民生

西池絵衣子 にしいけ えいこ
天理医療大学医療学部看護学科助教(奈良県天理市)

事例検討をする意味と参加者の役割

　ここまでで3回の連載を終えたが，第1回目において提示された「精神科看護師としてのケア力は，どのように身につけたらよいのだろう」という読者への問いかけは続いている。事例検討会に参加していない読者のみなさんも，「自分の現場にこの患者さんがいたら，自分はどのような看護ケアを行うのだろうか」とイメージしながら読んでおられることと思う。
　日本精神科看護協会（以下，日精看）の研修会の1つとして開催している『気づきを活かす事例検討会5回シリーズ』では，第1回目に「事例検討会」についての講義を行い，事例検討をすることの意味と参加者の役割について説明している。今回は第1回～3回を振り返りながら，その点について深く掘り下げたいと思う。

かかわりの「方法」としての〈事例検討〉

　そもそも，ケアとその方法においては，一般的な知識についての〈かたい理解〉と，状況に応じた個別の〈やわらかい理解〉という2つの考え方が必要である。つまり，知識と経験を統合することによって新たな看護の手がかりを見つけ出していくことが大切というわけだ。ここでは，知識だけに頼るのではなく，また経験だけに左右されるのでもない看護を創りだすことが必要である。そのためにはできるだけ患者のこれまでの経験が理解されなくてはならない。具体的には，患者のこれまでの成長や発達の過程，家族とのつながりや学習の経験，友人との関係などであるが，これらをバラバラな情報としてではなく，1人の人としての総体的な「物語」として理解することが大切である。その「物語」を〈事例〉として統合する。そういった意味で，患者理解と患者へのかかわりの「方法」としての〈事例検討〉なのである。
　人にかかわる人がめざしたいものとは，物語を物語ることのできる「ナラティヴ」な関係性

表1 「うまくいかない」という感じ

- 気がかり：欲求不満の軽度な状態。強まると、行きづまり感、異和感、不全感。
- 手がかり：糸口、とっかかり、ヒント、ポイント、発想の起点、着想元。
- 足がかり：高所へ上るときの足の位置を確保し助けとするところ、物、足場。

である。患者とその家族の物語りに向きあうこと。それが看護者の〈物語としての事例検討〉である。

「道しるべ」としていくつかの手がかり

　事例検討における体験の意味は、看護師としての自分が患者の何に関心を向けているかによって変わってくる。そのため、初めての事例検討の経験を通して、「ああ、そうだったのか」と腑に落ちる人もいれば、「なんだか自分のしてきた看護の経験を話すことはできないな」と難しさを感じる人もいる。一方、こんなに根掘り葉掘りと「突っ込んで聞きまくるのか」、逆に「こんなに黙っている時間が長いけれどいいのかな」と、普段のカンファレンスとの違いに戸惑いを感じる人もいる。参加する人の経験してきた看護との違い、患者への関心の向け方の多様さが事例検討を楽しくさせるし、同時に難しくさせるのである。そのため、事例検討を深めるための「道しるべ」としていくつかの手がかりがある。

　その手がかりの1つが、「うまくいかない」という感じに光をあててみることである（表1）。

　ケアは「うまくいく」ことばかりではない。そのため、うまくいくための手がかりがほしい。ただ、これは「手がかり」なのであって、かかわりの「正解」ではない。患者も看護師も日々変化しているので、どのようなかかわりにも、そのときのかかわりでしか起こらない結果があり、唯一の正解はないのである。このように事例検討は、「正解」ではなく「正確」にわかろうとすることが基本になってくる。かかわりを「正確にわかる」ためには、まずその患者のそれまでの経過を正確に理解していることが必要になる。そのため、事例提供者も参加者も、感じたことをできるだけ正確に表現する姿勢が求められる。これが結構難しいことである。参加者は、見えないこと、知らないことを疎かにしないようにする。何が見えているのか、見えていないのかについての自覚をもつことが重要である。見ていること／いないことが正確にわかってくると「ケアを妨げている要素」を確かめられるのである。

　こうした理由から、正確にわかるための事例検討を展開するために、参加者には役割分担がある。

1）参加者の役割（リーダー・サブリーダー・ファシリテーターを含む）

　参加者には、患者やケアや事例提供者についての質問や意見だけでなく、自分の「思い」を率直に語る姿勢が求められる。事例提供者は大勢の前で自分のケアや臨床状況を語ることに緊張や不安がある。自分のケアの評価や自分自身をさらけ出すことは、たとえ気の知れた仲間内であってもためらわれるものである。一度事例検討会でつらい思いをした人は、なかなか次回の事例検討会に参加してみよう、事例提供をしてみようと思えなくなる。そのため、参加者は事例提供者が思いを語りたくなるような問いかけを心がける。

精神科看護×事例検討

気づきを活かす事例検討会

さて，事例報告を聞き，不明な点や確認したいことについて質問をする場合である。事例提供者が返答に困っているときには，発言者に質問の意図を確認したり，別な角度から質問をし直してみる（後で述べるように，これは主にファシリテーターの役割である）。質問ではなくても，自分の感じたことを可能な限り率直に述べることは，事例の展開を広げるための要素として重要である。

どうしても事例提供者に質問が集中するため，1回の質問にはできるだけ「複数の内容」を盛り込まない。リーダーやサブリーダーは自分の質問もさることながら，参加者の質問のスタイルや回数にも配慮をする役割がある。

2)「なぜ，事例を提供したのか」という理由を大切に考える

事例提供者に対して「なぜ，その事例を提供したいと思ったのか」とその意図を確認する。提供者自身が「どうすればよいのかがわからないから事例を提供した」と考えている場合，「どうすればよいかわからないのに提供するってどういうことですか」と聞いても，「そんなこと言われても，正直に言ってるだけです」と返されるだけである。そのため，提供者が，「なぜ」事例を提供したいと思ったのかということを大切にする必要がある。

基本的には事例提供者自身に理由を聞くのだが，参加者が理由に気づかなければならないこともある。特にリーダーは，事例提供者がなぜこの事例を提供しようとしたのか，その理由に気づかなければならない。もちろん事例提供者自身が言語化することや，なぜ提供したのかということを深めることも大事ではあるのだ

が，参加者が理由に気づき，そのことを事例提供者に投げかけることも大切である。

3) 現場で耐えることや，もちこたえることを分かちあう

患者は長い期間をかけて変化する。時には変化がゆっくりすぎて，変わっていることがわからないこともある。そのようなときに看護師は「耐え，もちこたえる」必要があることを教えることも，事例検討会に参加している仲間の仕事である。

なかなか患者の変化に気づけないときには「みんなで耐える」こと，これは，看護の教科書にあまり書かれていないことではある。患者の回復がなかなか望めないときは，「『がんばろう』ではなくて『耐える』」という考え方をもつこと，これは精神科看護師自身の感じ方や考え方の変化についてもいえることである。

リーダー・サブリーダーの役割

リーダーであるからといって，「自分ですべてなんとかする」と抱え込む必要はない。事例検討会は参加者みんなでつくり上げていくものである。参加者に任せる，頼るという姿勢で臨めばよい。意識するのは時間管理であるが，リーダーに慣れてきたらグループ全体を見る力や検討されている4局面（患者・看護師・患者—看護師関係・臨床状況）を意識するとよいだろう[1]。これはファシリテーターの役割でもあるため，お互いに担うことができればグループの力動が効果的に働く。また，参加者の「態度—役割」類型を意識すると，検討の方向性を予測できることもある（表2）。

表2 「参加—役割」類型[2]

| 支持型：事例提供者への心理的サポート【それでいい】 |
| 査定型：事例提供者のケアについての評価【こうしなさい】 |
| 直面化型：事例提供者への現実直視の促し【さぁ，どうする】 |
| 統合型：さまざまな発言の整理・統合と方向づけ【こうしたら】 |

文献2) を基に作成

　リーダーは，司会や運営，ファシリテーターの役割を同時に担うことがある。事例検討会の経験が少ない場合や，1人で担うことが難しい場合は，サブリーダー役の担当者を決め，協力しあって進行を進めていくとよい。サブリーダーはリーダーと同じく時間管理のサポートをする。事例検討会のグラウンドルールは決められた時間で終了することである。そのためにも，リーダーは終了時間が近づいてきたら，発言していない参加者の様子を気にかけたり，発言したそうな参加者がいないかグループ全体を意識する。サブリーダーは10分前のサインを伝える。こうした配慮により，事例検討に集中している参加者も言い残すことがなく，安心して検討を終了することができる。

ファシリテーターの役割

1) 時間の進行を止めてみる

　ファシリテーターは，参加者がもっとも関心を寄せていることは何か，どのようなことに反応したのかに気づくことが必要である。なかには，発言が多い人の意見に参加者が引きつられ，その意見に順応してしまうことがある。その結果，意見が同質になりやすくなる。ファシリテーターはそのことに気づく必要がある。

　こうした場合には，事例検討の流れをいったん止める作業が必要である。具体的には，発言の多い参加者が反応している場面を止め，「気になることがあるのですか？」と質問者に投げ返したり，焦点を絞っていく作業が必要である。また，参加者が反応していることについて，事例提供者がその意図を理解できていなければ，質問者の質問を整理するのもファシリテーターの大切な役割である。

2) ズレを発見すること

　ファシリテーターは，参加者の発言と発言の間に何が起こっているのかをきちんと見極めることが必要である。

　精神科における面接・治療の場では「面接と面接の間に面接が起きる」といわれている。つまり，次の面接までにどのような変化を起きたのかが重要なのである。事例検討会におけるファシリテーターは，参加者の発言と発言の間から，参加者が何を気にしているのかに気づくことができなければならない。さまざまな角度から，どのような変化が生じているのかをとらえ，整理していくことが必要である。参加者が感じているズレを多く見つけられるほど，多くのことが解決できる。

3) 共通基盤をみる

　ファシリテーターは，参加している人の共通基盤がなんなのかを知り，事例検討の場がどのように形づくられているのかを把握する必要があるのかを考えることも大切である。そのためには，参加者の考え方，とらえ方がどの程度一致しているのか，一致していないのかを理解できていたほうがよい。

精神科看護×事例検討
気づきを活かす事例検討会

またこの1～3のほか,「参加者の癖,タイプを知ること」「参加者が『考えながら』帰路につくことができるような事例検討会の運営」などが,ファシリテーターの役割となる。

記録係の役割

記録係は意見や話の流れを簡単に書き記す。書き方には自分なりの工夫を織り込みながら,整理に役立つように,記録を続ける。熱中すればするほど感覚は豊かになるけれども,記憶に残らない。そこで記録が大切になる。自由な発想を記録し,記憶だけには頼らないで済むような,それでいて,検討そのものを妨げない方法である。

参加者のなかから振り返りの訓練として担当者を選び,録音データなどに助けを得ながら経過を振り返る。事例情報は回収されるが,記録は参加者の成果である。記録を手がかりに自分の感じた過程を振り返る。

以上,各役割について述べてきたが,参加者からよく出される質問について,以下では整理を行う。

事例としてあげる患者について

事例を出すにあたり,「どのような事例を出したらよいのかわからない」という質問を受ける。事例選びには正解もなければ間違いもない。どのような事例でもよい。というのも,事例検討会に向けて事例を「選ぶ」,そしてその概要を「書く」という2つの作業それ自体が大きな意味をもち,このときすでに事例提供者自身の事例検討会が始まっているからである。

なかでも,事例提供者にとっての「思い(考え・感じ)」を手がかりにすること,事例提供者と「誰か」の関係のなかでの問題を手がかりにすることを意識してもらいたい。たとえば,「誰か」との関係で感じた親和感(相手と触れあい通じあえていて心地よい感じ)や異和感(相手となんとなくしっくりいかなくて不快な感じ)を意識してみてもよい。

いまま出された事例も,すでに亡くなっている事例,転棟してしまった事例,何度か事例提供しているがしっくりしない事例,受け持ち患者ではないがチームで行きづまっている事例などさまざまある。

事例報告用紙の書き方について

事例報告用紙とは,事例検討会で参加者へ配布するための資料である。日精看の研修では,①患者のプロフィール,②事例提供の動機,③気にかかっているやりとり,③患者をめぐる臨床状況,⑤もし,この事例のかかわりにタイトルをつけるとしたら,という5項目について記載をしてもらっている。事例報告用紙の必要性としては,事例提供者自身が体験や状況を整理しながら,「気がかり」に焦点を当てることができること,また緊張しているなかで参加者に何を伝えなければならないのかがわからなくなった場合に報告用紙を見てもらうなどして事例検討会に気軽に取り組めることである。また,参加者も事例報告用紙があることで,事例提供者への質問や議論が分散せずにすみ,事例提供者の「気がかり」を中心とした話しあいにつながる。

この事例報告用紙のすべてを埋める必要は

表3　精神保健事例の評価基準（背景となる学問）

①さまざまな視点にもとづいたアセスメントの統合
　精神症状と精神病理：精神医学
　心理状態／感情，気分：基礎心理学
　人格水準と発達課題：発達心理学
　援助の必要性（ニーズ）：看護学
②生活自立（ADL）と社会参加（QOL）：リハビリテーション学，社会学，障害学
③自立（自己決定にもとづく自己管理）の支援：看護学，社会福祉学，臨床社会学

ないと事例提供者には伝えているが，やはり事例提供者からは「情報が少ないと参加者からの質問に答えられずに困る」といった感想をよく聞く。しかし，参加者によって気がかりが異なるため，たとえ入念に準備をしたとしてもすべての質問に返答できるとは限らない。ケアに必要な情報はどこにあり，誰がどのように把握するのか。事例検討会はそもそも提供者だけでなく，参加者全員で提供された事例の患者のイメージを膨らませ，色づけをしながら把握していく作業でもある。そのため，事例提供者自身がわからないことや知らないことは，率直に話すことが大切である。というのも，そこに気がかりにつながるきっかけがあるかもしれないからだ。

そのなかでも欠かせない情報として，生育歴（家族との関係），入院までの経過や現在の様子，身長や体重，内服薬（記載しなくても口頭でもよい）などがある。

理論的な解釈につなげる発言者について

事例検討会の過程において事例を深めるときには，理論的なアセスメントが必要な場合もある。たとえば，便失禁をくり返す行為を続ける患者の事例では，精神医学や心理状態，発達課題に関するアセスメントが，援助の方向性を決めるうえで必要になる場合もある（表3）。しかし，カンファレンスと異なり，事例検討会では理論的な解釈ではなく，事例提供者や参加者の気がかりをもとに検討が進められる。つまり，ていねいに時間をかけて事例を知ろうとすることで，事例の正確な情報がわかり，そこではじめて理論的なアセスメントにつながるということである。

別の見方をすれば理論的に説明することで，参加者がその意見に影響されてしまい（流動的解釈），その時点で検討が止まってしまうことがある。そのため，リーダーやファシリテーターには，どのような意図をもった理論的な発言であるのか，発言者の真意を問い返したり，発言の意図を推測することも大切である。

リーダーは事例検討会の終わりでまとめる必要があるのか

事例検討会では，最後に司会者（リーダー）が参加者から出た意見をまとめることもある。しかし，日精看の研修では，あえて最後にまとめる作業をしていない。参加者の役割でも述べてきたが，参加者が全員同じ思いをもって事例検討会を終えるとは限らないからである。参加者のなかにはすっきりした人もいれば，もやもやが続いている人もある。事例検討会が終わった後も，参加者1人1人が考えつづけているのだ。だからこそ，リーダーは最後に「まとめる」のではなく，参加者が「言い残したことがないか」確認する作業を大切にしてほしい。事例提供者がもやもやしている場合は，アフターミーティングなどを開催し，事例提供者の気がか

精神科看護 × 事例検討
気づきを活かす事例検討会

りやもやもやについて，リーダー，サブリーダー，ファシリテーター，記録係で振り返ることもある。

おわりに

これまで3回の連載を終えて，その時々で紹介されてきた，事例提供者，リーダー，サブリーダー，記録係，ファシリテーターの感想から，これらの役割を引き受けることの緊張感や各役割が得た新たな気づきが伝わったのではないかと思う。共通している感想は，事例や事例提供者自身と自分を重ねあわせて「焦りや先走り，『わかった感』，進展してほしいという思い，親密度，興味本位の接し方」を感じ，理解したというものであった。ファシリテーターである末安は，事例検討会において事例提供者と患者との関係性に着目した投げかけを多く行っている。こうした参加者のケアの姿勢そのものへの問いかけは，普段臨床で働いているときにはスポットがあたらない部分である。そこに焦点をあることは，事例提供者以外の参加者にとっても自身の臨床を振り返るきっかけになる。こうした意味で，事例検討会は参加者全員で支えあう方法なのである。

〈引用・参考文献〉
1）宮本真巳編著：援助技法としてのプロセスレコード―自己一致からエンパワメントへ．精神看護出版，p.19, 2003.
2）前掲書1）．p.20.
3）末安民生編：実践に活かす！　精神科看護事例検討．中山書店，2013.

1/2フィクション

過古のひと
夜明け前の看護譚

重黒木 一
じゅうくろき はじめ
慈友クリニック（東京都新宿区）

イラスト：長谷川貴子

> 第17回
> 大脱走と
> 理不尽な死

1975年，冬。

精神病院と聴くと真っ先に「鉄格子」が脳裏を過ぎる。次に怖い，不気味，汚いと続く。その「鉄格子」は，3cmの丸い鉄筋に白いペンキが塗られ，窓枠の上下に15cmの間隔で厳重に溶接されている。刑務所の鉄格子よりも物々しく「絶対に患者を逃がしてなるものか！」という精神病院の姿がそこにある。

その鉄格子は年月の経過とともに老朽化し，表面のペンキが剥がれ落ちて錆びついた褐色の鉄筋が剥きだしの状態となる。その姿は，まるでホラー映画に登場しそうな蜘蛛の巣の張りめぐらされた古ぼけた洋館のようだ。こうしたおぞましい精神病院の光景は子どものころから脳の奥底に焼きついていて，事あるごとに記憶のなかで再生することができる。

精神病院は，一般的に市街地を避けて，畑，山，雑木林，海岸沿いなど，閑散な場所に建てられている。その理由の1つは，精神病に対する社会の根強い偏見によるものだ。地域のひとたちの精神病院に対する無言の合言葉は「患者に近づくな。病気が移ってバカになる」。しかし，大人はこのことを逆手にとって，子どもを懲らしめるための材料としていた。それは「言うことを訊かないと精神病院に連れていって注射をしてもらう。注射をしてバカにさせる。病気を移してやる」など，いまでは考えられない

痛烈な差別偏見だ。

　患者は精神病院という隔離された環境の中で，終日，何をするわけでもなくゴロゴロした生活を余儀なくされる。いや，何もさせていないのだ。逃げないように監視していればそれでよいという世界だ。その結果，終日畳の上で臥床するひと，格子と格子の間に足を突っ込んで歌っているひと，ぶつぶつと文句を言っているひと，大声で怒鳴っているひと，にやにやと笑っているひと，呆然と外を眺めているひとなど，そのひとなりの人生模様が，閉塞された精神病院というキャンパスの上に描き出される。

　　　　　　　　＊

　足立信二くん（仮名23歳）もその1人であった。毎日何をするでもなく，鉄格子の間から両足を出し，力いっぱい格子を掴み，いまにも泣き崩れそうな表情で「かあちゃん，かあちゃん———」と，空に向かって呼んでいる。

　信二君は中学校を卒業後，自動車部品製造の会社に勤めたが，仕事は重労働であり，1年ほどすると過労が原因で度々休むようになった。母親に「仕事には休まないで行ったほうがいい」とたしなめられ，無理して出勤していたが，次第に「同僚からいじめられる」と，周囲のひとに被害的になった。心配した母親が「大丈夫だよ。そんなことはないよ」と伝えたところ，「俺のことをちっともわかっていない！」と，声を荒げて外に勢いよく飛び出した。そのとき，運悪く路地を歩いていた男性と接触して転倒させてしまった。その男性は，謝罪もしない信二君に対して，意図的に体当たりされたと思い込み警察に通報した。

　信二君は駆けつけた警察官に対して「僕，悪くない。何も悪くない，ぶつかっただけ」と，執拗に主張したが，警察官は信二君を強引に警察署に連行しようとした。すると信二君は「バカヤロー，ナニスンダヨー！」と，手を大きく回しながら激しく抵抗する。

　警察官は「署で詳しく事情を聴くから」と，説得を試みるも，信二君は「チックョウ，オレハワルクナイモン，ワルクナイモンネ———」と，嘯いた表情だ。この信二君の言動が不自然だと判断した警察官は「この状態は警察の管轄ではない。精神病院に連れて行きなさい！」と母親に強要した。母親は「精神病院！？」と戸惑いを見せたが，指示に忍従するしかなかった。その足で急遽精神病院を受診。診察した医師は「精神運動興奮状態」と診断し，短期間の入院が必要とその場で緊急入院となった。

　信二君は入院直後から勤務室を訪れて
　「ねぇ———看護婦さぁん。自分はなぜ入院させられたの？」
　「暴れたからじゃないの」
　「暴れていないよ」
　「知らないひとにぶつかって，そのひとは倒れたんでしょう」
　「倒してないよ。ぶつかっただけだよ」
　この押し問答が執拗に続き，何をどういっても理解してくれない信二君に対して「イラッ」とした看護婦は，「ウルサイィィ———。私じゃなくて！　先生に聞きなさいよ！！」と声を荒げる。その形相は不動明王みたいだ。迫力に慄いた信二君は，訴えを諦めて自室に戻り「ドカッ」と畳に座るや否や，天井をジッ———と凝視しながら，「ハァ———，ハァ———ハァァ———」と，苦しそうな呼吸を始める。

「呼吸が苦しいの？」と訊くと「うん」と返すので，過呼吸と判断した私は紙袋を口元に宛がい，ゆっくり呼吸させるように努めた。しかし信二君は「そっとしておいてくれよ！！」と，その紙袋を破り捨てた。

「入院そのものを納得していないから不安じゃないの。それに最愛の母親が1回も面会に来ないんだから寂しいだろうなぁ。信二君の気持ち，私にはよくわかるわぁ。自己主張は当然かもね」。信二君の様子を夜勤の野村さんに申し送ると，そう漏らした。

＊

外はもう真っ暗だ。木枯らしが「ヒュルヒュル―――ヒュル―――」と，病院周辺の雑木林を突き抜けていく。この木枯らしは窓枠を「カタッ，カタ，カタッ」と，揺らしながら部屋の中を縦横無尽に駆けめぐる。患者は暖をとりたいが，エアコンなんて洒落たものはない。毛布で頭からすっぽりと覆うしかない。そんな極寒にもかかわらず，信二君はいつものように窓を開けて鉄格子の間に足を突っ込んでいる。

こんな信二君にどのようにかかわればいいのかと途方に暮れていた私に，古参の佐々木さん（60歳，男性，無資格）が声をかけてきた。

「なぁお前よ，信二は『ほっといてくれ』と言っているのにどうしてかかわろうとするんだ。このバカタレガァ！　ほっとけばいいんだよ，ほっとけば！　本人の気持ちをもう少し汲み取れよォ」と，一喝された。

「ほっとくと病状がますます悪くなってしまいますよ」

「まったくお前はどうしようもないバカだ

な！　それは一方的なお前の推論だろ。お前な。自分の意見を主張してもいいが，相手の主張に耳を傾けるのが先だろ。鉄格子から離れたくないのに離れろと言われたら，どんな気持ちになるか考えてみろよ」

「自分が納得しないと鉄格子から離れないと思います」

「だろぅ？　だからほっとけばいいんだよ。我慢して待つことも看護なんだよ。わかったかぁ，このボケナスがぁ！」

私は佐々木さんの言葉を尊重してしばらく様子を観ることにした。

＊

それから1週間，信二君は相変わらず鉄格子から「かあちゃ―――ん。かあちゃ―――ん」と呼びつづけ，窓も開け放しであった。そのため部屋の中が冷え，他の患者とのトラブルが予想されたので，佐々木さんの「ほっとく」という援助に反してかかわってしまった。

「寂しいね。早く退院してお母さんと住みたいよね」

「うん。でもオカアサンハコナイヨ！」

「少し時間がかかるけど，おかあさんは迎えに来ると思うよ。ところで，夜は窓を閉めてくれないかな。みんな風邪をひいちゃうから」

「……」

黙り込んでしまった。

＊

21時，就寝の時間だ。各部屋の40Wの裸電球が豆電球に切り替わる。同時に部屋は薄暗く

夜明け前の看護譚 1/2フィクション 過古のひと

なり，廊下はお化け屋敷の通路と化す。目を凝らさないと誰がどこにいるのかわからない。今日の夜勤者は看護婦の田村さんと柴崎さんだ。

田村さんは24時の巡回のあとに3時まで仮眠と相成った。柴崎さんが「ふぁ〜ぁ———」と，眠そうに欠伸をしながら1時の巡回に入る。特に事故が起きやすいのはトイレであり，入念に懐中電灯を照らしながら観察する。トイレの事故でもっとも多いのは縊首，自傷行為，異食，暴力行為などである。

トイレはすべてセメント剥きだしの状態だ。また，事故防止のために個室のドアは小さく，頭と足の部分が見えるように設計されている。大便は床にあけられた30センチの円形の穴に向けて，小便は壁に向かって放尿すると下部の大きな溝に流れ込む仕組みだ。トイレには換気扇がないので空気の循環が悪く，アンモニア臭が「ツゥ———ン」と鼻粘膜を刺激する。

特に異常なかった。しかし，いつになくスースーと隙間風が吹いているのが気になった。なぜなら，トイレには窓がないのだ。

嫌な予感がした。隙間風の発生場所を特定するために，一部屋ずつ慎重に観察していくと，409号室から冷風が「ス———ッ」と，廊下に洩れているではないか。室内を覗くと窓が半開きになっている。「まさか……脱走！？」。そう思った瞬間，心臓が「キュ——」と唸りを上げて一回転した。同時に胸が灼熱状態となり，乱れた鼓動が鼓膜に響く。半開きの窓をよく見ると，な・な・なんと，窓の鉄格子が30センチほど横に捻じ曲げられ，格子の付け根の部分から三つ編みに編まれたシーツと包布が1階下まで垂れ下がっているではないか。

柴崎さんの全身のアドレナリンが交感神経を刺激してMAXの域を超えた。

「逃げたぁ————————！ 間違いない，脱走だ！ 誰が逃げた！？」

顔面蒼白の状態で垂れ下がったシーツの矛先を見ると，途中で「ウ———ッ，ウ——ッ」と，苦しそうな呻き声が聞こえてくる。

「えっ，えっ，一体なんなの？」

柴崎さんの頭の中は四次元の世界へと突入して舌が縺れた。

「だれっ，はれなの。ふぁれなの。ふぁなまえは……？」

〈ウッ，ウッ，ウッ———〉

「応援を呼んでくるからね！」と，仮眠中の田村さんを起こしに行った。

「田村さん，起きてください！ 患者さんが脱走しました！ 途中で1人ぶら下がっています！」

「脱走？ 誰が？ 1人ぶら下がっている？ どういうこと？」

柴崎さんには応えている暇はない。次に「タイヘ———ンダァ——」と大声を出しながら「ドドドドッ————」と，岡っ引きが悪党を追っかけるかのような猛スピードでリネン庫へと向かう。そして，敷き布団と掛け布団を十数枚抱き抱えて，ぶら下がっているひとの下に敷いた。そして，大声を張り上げた。「あなたの下に布団をいっぱいに敷いたから大丈夫だよ——。心配しないで———」

一方，田村さんは，病棟内の在院確認を始めたが，何回点呼しても85名しか確認できない。病棟在院数は91名だ。ということは6名が不在……。

「タ，タ，タイヘンダァ———シュ，シュ，シュ，シュウダンダッソウだぁ————」そ

1/2フィクション
過去のひと　夜明け前の看護譚

の声に柴崎さんは「ヒトリジャナイノ？　シュウダンダッソウ？　エエエエ———ッ」と，吃驚し，足をすくませて諤々としている。

この騒ぎに気づいた他の病棟の看護人が複数名応援に来た。そのなかの2人が「ぶら下がっている人を早く助けなくては！」と，下から長い梯子を壁に立てかけてみるものの短くて届かない。やむを得ず屋上から非常用のロープを使って救出を試みた。レスキュー隊に引けを取らない救助風景だ。ようやく本人のところに到着して，顔を確認すると，てんかん精神病の木村さんだった。シーツの結び目を解こうと，2人がかりで近づいたところ，木村さんは安心したのか手を緩めてバランスを失い一直線に落下した。

「ドス，ドスッ————ン」と，鈍い音を立てながら，蒲団の上に落下した。看護婦数名で病棟の処置室に運んだ。木村さんは長時間にわたり冷たい空気に晒されていたためか，身体はかなり冷たく，筋肉が硬くなっている。ただちに毛布で身体を包み，温罨法を四肢にあてがいながら保温に努めた。

救出劇の一部始終を観察していた柴崎さんは気もそぞろである。焦点の合わない眼つきで周囲をキョロキョロと見回している。そんな柴崎さんに田村さんは喝を入れた。

「柴崎さん，大丈夫ですか！？　しっかりしてください！　ぼんやりしている場合じゃありません，すぐに院長を呼んできてください！」

「ハ・ハ・ハ・ハイッ。ワカリマシタ」と言いながら，柴崎さんは夢遊病者みたいに院長宅と逆方向の畑のほうへと向かっていく。

「柴崎さ———ん。そっちは畑ですよ。院長の家は逆，逆ですよぉ———」

どうにかこうにか院長宅にたどりついた柴崎さんは「院長———起きてくださぁ～い」と，ドン，ドン，ドンと激しくドアを叩く。

返事はない。

「ドン，ドン，ドン，ドン，ドン————」と再度連打。

ようやく明かりが灯る。

「ウルサイナァ———ナンダヨ———。こんな夜中にぃ！」と，院長は憮然とした表情だ。

「集団で患者さんが逃げました。脱走です」

「なん，なん，ナンダトォ———逃げたぁ———ダッソウダァ———！？」

「そうです。早く来てください」

「どこからだ，どこから逃げたんだ！」

「鉄格子からです」

「鉄格子から逃げられるわけはないだろ———バッキャヤロ———」と，激昂する。

「でも実際に鉄格子から逃げていますから……」

脱走したのは，精神分裂病，シンナー中毒，てんかん，覚せい剤精神病，そして信二君を含む5人だ。院長は「警察だ。警察だ。捜索願を出せ！　そして全職員を招集しろ！」と息巻く。とりあえず病院の敷地内の寮に住んでいる看護人が8名駆り出された。

院長が語気を荒立てるのも無理はない。逃げたのは信二君を除いて，残りの全員が措置入院なのだ。措置入院は"国からお預かりしている患者"という認識だ。脱走したことが外部にわかってしまうと，国からどんなペナルティーを科せられるかわからない。だから「脱走」は，お家の一大事なのだ。

院長は「絶対見つけ出して病院に連れ戻せ！　必ず見つけろ！！」と，全職員に対して至上命

令を下す。

　捜索には軽トラック，往診用の乗用車，荷物運搬用の軽自動車を使用することになった。応援に来た看護人8名のうち2名は徒歩で病院周辺を捜索することになった。残りの6名は2名ずつのペアになり，3台の車に分乗して市街地，国道沿い，港，住宅地などを捜索することになった。

　看護人は院長の至上命令により殺気立っている。「ヨオ───シ。捕まえるぞ」と，まるで檻から逃げた獰猛な動物を確保するかのような態勢だ。

　周囲は暗い。夜の捜索は眼力と大声が勝負だ。

　病院周辺の民家，畑，道路沿いを丹念に見回しながら，選挙カーまがいの拡声器で「○○，○○！　出てこ───い。凍え死ぬぞ～。○○出てこ───い。病院に戻れ───」と，威圧的な声で名前を連呼する。この大きな声に，住民は不安そうに雨戸を締めた。

　捜索を始めて5時間が経った。目ぼしいところは隈なく探したが発見できない。今夜はダメかと諦めかけていたそのとき，トランシーバーに一報が飛び込んできた。

　「ジ───ッ，ジ───ッ，サン……ジ───ジ──ジジジッ───。ダッソウ……サンニン──ホゴ。ジジジィ───シンジクンハカクニンデキズ」

　何をしゃべっているか聞き取りづらいが，大まかな内容はこういうことだと推測できた。

　「脱走中の3人が寒さと空腹に耐えきれず，交番に助けを求めて保護されている。警察官がいまからパトカーで病院に搬送するようだ。そのなかに信二君はいない」ということだ。

*

　夜がすっかり明けるころ，再び連絡が入った。「ジ───ジ──ッ，ソウサクヲウチキレ」と，病院長から入電だ。病院に戻ろうと車を走らせていると，国道沿いのドライブインの前でうずくまっている脱走した患者の1人である品川さんを発見した。

　「品川さ───ん。大丈夫ですか？」と，声をかけると「ハァ，ハァ，ハァ───」と，苦しそうに呼吸している。顔色も真っ青だ。

　品川さんは裸足で，足は汚れと埃で真っ黒に変色し，空気をパンパンに入れた風船みたいに腫れ上がっている。針で突けば破裂しそうだ。

　そんな疲れ切った品川さんを車に乗せて発車しようとした瞬間，何を思ったのか品川さんが反対側のドアから飛び出し，猛烈な勢いで国道の真ん中を駆け出した。まるで猪の突進のようだ。

　私は品川さんを追いかけた。

　「待て───品川ぁ───。トマレェ───！」と，全速力で追いかけた。品川さんは道路の中央を走っていたため，「プァ───ン。ビビビッ───ビッ───」と，トラックの鋭い警笛音が耳をつんざき，運転手の怒声が飛ぶ。

　走り疲れた品川さんがヨロヨロした瞬間に，私は後方からタックルした。

　「ドス，ドスッ，ドスドスッ」と，鈍い音を立てながら2人で転倒した。

　「ハァ，ハァ，ハァ───チクショウ───病院には戻りたくないよ───」

　「どうして戻りたくないんだ！」

「戻ったら，保護室に入れるんだろう」
「それは医師の判断だ。私はなんとも言えない」
　とりあえず信二君だけが発見できない状態で捜索は打ち切られた。
　病院に戻ると休む間もなく緊急のカンファレンスだ。
　最大の疑問はどうして鉄格子が折れたのか，そして信二君はどこに逃げたのかということであった。職員の大半は錆びついていた鉄格子を食事についてくるスプーンの柄の部分でコツコツと削り取って脱走したのではないかという意見であった。それが事実だとすると，スティーブ・マックイーン主演の映画『大脱走』ではないか。
　カンファレンスの末，信二君のおかあさんに緊急電報を入れることにした（当時はまだ電話がない家庭が多かったのだ）。
「ムスコガビョウインカラダッソウシタ。モシイエニカエッタラレンラクコウ」
　夕方におかあさんから折り返しの電報があった。
「イエニハカエッテコナイダロウ。ワタシハアイタクナイ」

＊

　信二君が行方不明になってから1週間が経過した。警察も手がかりをまったくつかめない。
　田村さんは脱走の手がかりを求め，柴崎さんと一緒に信二君のロッカーを点検することにした。ロッカーといっても木の箱に簡単な鍵がついている程度の代物だ。そこには，雑誌や衣類，新聞紙，大学ノートなどが散乱して入っていた。その隅のほうに丸めたちり紙が無数に点在しており，広げてみると「お母さんから捨てられた。もう帰るところがない，入院している意味がわからない。1人で生きていくしかない。ここを退院したら，行くところがないので城だ。城だ。城がいちばんいい。城に籠る」という言葉が殴り書きされている。
　"城に籠る"とはどういうことなのか，田村さんは同室の患者さん数名に訊いた。
「わからない。家かなぁ？」
「家以外で籠るって，どういうところだろうね」
　すると信二君と同室の福田さんが「ウ――ン。俺だったら山に籠るな」と言った。
「山かぁ，どうして山なの？」
「病院は四方八方，山に囲まれているから見つかりにくいし雨露しのげるからね」
　福田さんの真実味のある発言に，私は妙に感心してしまった。
　早速この旨を院長に報告すると「明日から山狩りだ」と看護人に命令を下した。
　翌朝から，2人編成で8班に分れての登山となった。雨上がりの山道は予想以上に厳しかった。山道特有のでこぼこ道やぬかるみに悪戦苦闘を強いられ，看護人の着衣は野球でスライティングした後のように泥で真っ黒になった。
　山頂に近づくと，木枯らしが「ビュ――ピュ――」と，寒そうな音を立てて吹きだした。その木枯らしが，私たちの体感温度とエネルギーを奪っていく。
　先頭を歩く柴崎さんは私たちにこう話した。
「普通，城は敵から攻めづらいところに作るものだ。よって信二君は必ず山の頂上近くの窪んだところに城を作っている」

夜明け前の看護譚 1/2フィクション 過古のひと

　柴崎さんの言葉を疑うことなく，信二君は生きているという微かな望みを持ちながら，私たちは寒さも忘れてひたすら頂上をめざした。
　草花をかき分け，伸びきった枝を折りながら，道なき道を進んでいく。
　「信二———。信二———。信二———。聞こえたら大きく返事しろ———！」
　その大きな呼び声に山鳥だけが反応し，「バタバタ，ヒュン，ヒュン———」と，騒がしく音を立て飛び立っていく。しばらくして，第3班の井上さんからトランシーバーに連絡が入った。「ジ———ジッ———ジ———。ハッ※△○□ケン……。ジ———。シンジジジ———」。信二君を発見したとの一報だ。急いで井上さんのグループに合流した。そこには，木の枝を折って洞窟のような空間を作り，痩せ細った屍みたいな姿で佇む信二君がいた。場所は柴崎さんの言ったとおり，頂上近くの窪みであった。
　「心配していたのよ」と田村さんが声をかけると，「ウア———ッ———。カンゴフサ———ン—」と，クシャクシャに表情を崩して飛びついてきた。
　信二君はかれこれ2週間も食べ物を口にしていない。雨水だけで空腹を満たしていたためか。目は窪み，頬もこけて，まるで映画に出てくるロボットのような顔である。シャツはボロボロに破れていて，醤油で煮しめたような色合いだ。その破れた部分から洗濯板のような肋骨が顔を覗かせている。2回り小さくなった信二君は完全に栄養失調状態であった。このような状態のなかで命をつないできた信二君は，まさに奇跡としかいいようがない。
　持参した毛布で保温しながら，3人で信二君を抱きかかえるようにして下山した。

＊

　病院に戻った信二君は観察室で保温に努めるとともに，24時間点滴で栄養補給をすることになった。その後は少しずつ流動食も口にするようになったが，2日目の朝食中，突然の全身痙攣を起こし，食物が気管を閉塞して呼吸が止まった。職員数名で蘇生を試みるも抵抗力を失っていた信二君は回復の兆しを見せることなく，搬送先の救急病院で静かに息を引き取った。発見後2日目の出来事である。
　死因は栄養失調で抵抗力を失ったうえに感染症を併発し，急性肺炎を惹起したものであることが判明した。
　信二君はおかあさんに会いたいと毎日切望していたが，その願いは叶わないまま，23年という若さで人生の幕を下ろした。
　おかあさんに死亡の連絡を入れると「病院にお任せします。私は何もできません」という返事が返ってきた。「死」という状況にもかかわらず信二君に会いたくない理由はなんだったのか。いまとなっては知る由もない。信二君の悲報に病院全体が悲しみに包まれた。
　精神科の患者は理不尽な入院を強いられているケースが多い。彼らは一度入院すると不本意ながらも社会から隔絶された生活を余儀なくされる。しかるに，外に出たいという気持ちが起きるのは自然のことだ。しかし「逃がしてはならない」という命題のもと，職員も監視にだけ目を奪われていた歴史がある。
　いまでも，精神病院で錆びついた鉄格子を観ると，信二君を，そして「大脱走」と「理不尽な死」を思い出さずにはいられない。

清里 楽園生活のすすめ ⑪

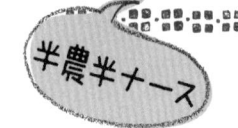

半農半ナース

『農と看護, その①』

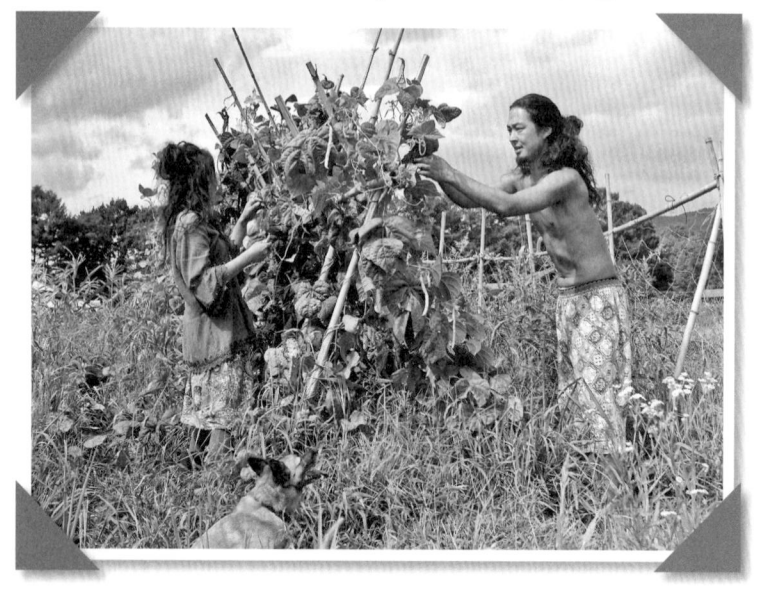

吉田周平
よしだ しゅうへい
医療法人韮崎東ヶ丘病院 看護師

　土に触れながら生活する。
　こんな自分の現在の人生を, 昔の自分は想像すらできないでしょう。
　「ただ広い土地で自由に生活したい！」という思いのまま理想の土地を探し, ようやく手に入れた場所は草ぼうぼうの畑。見よう見まねで始めた農作業でした。最初は毎日無我夢中で作業していましたが, 年を追うごとに農・土に触れる生活の魅力, 農のある生活のもつ意味, 生命のことを深く考えることもできるのではないかと思うようになりました。

　人類は, 生物体としての限界と宿命をもっています。私たち人間は動物であるため, みずから光合成を行い生命を維持することはできません。それゆえに植物体を直接食べるか, 植物体を食べた動物を食べるか, いずれかの方法をとらなければ生きていけません。いわば, 生命を維持するために, 他の生命に依存しなければならないという宿命を負っています。

　夏の夕方, 畑や田んぼには多くの虫が飛んでいたり, 泳いでいたりします。その姿を追っているだけで「地球には人間だけが生きているわけじゃない」ということを日々実感することができます。
　農の現場では, 当然「天候」という自然現象が影響し, 自然に泣かされるときもあります。手塩にかけ, 収穫を心から待ち望んでいた野菜たちが天候不順で思った以上に収穫できなかったとき,

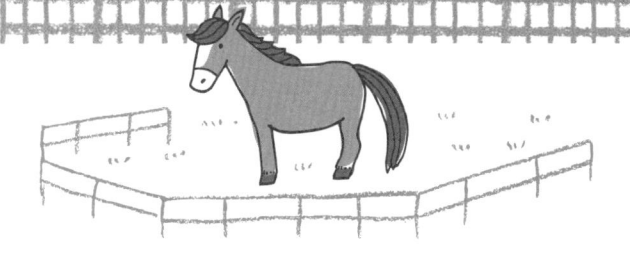

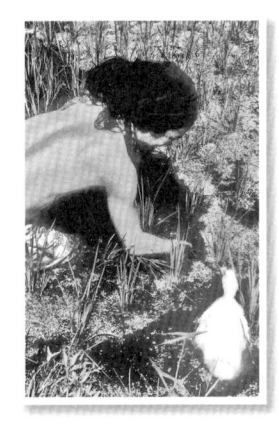

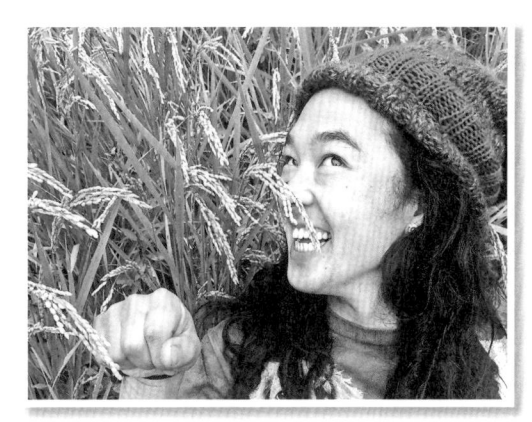

農・土に触れる生活で生命を深く考える。自然への感謝の気持ちと，畏怖。自然の大きな流れのなかで生じる変化は，看護をする対象者の変化にも通じるかもしれない。

　鳥にすべて食べられ小麦が全滅してしまったとき，大豆が虫だらけになったとき，単純に悲しかったり，悔しかったり，「なんで？」という怒りのような気持ちになったりと，さまざまな感情が自分のなかに生まれます。

　そんな風に「自然と接すること」があたりまえの生活のなかで，自然への感謝の気持ち，そして畏怖の気持ち，というものを考えない日はないといっても過言ではありません。まさに，自然の顔色ひとつで収穫が大きく影響されてしまうわけですから，育てる人の努力に結果は良くも悪くも左右されません。ということは，たとえ豊作となった年でも「自然のおかげ」。つまり自然の摂理，百姓にとっての豊作は言い換えればその年の「成功」。しかしながら，その成功を「自分の努力のたまものだ」とは考えず，ただただ「ありがたい天の恵み」と感謝するだけ……。

　看護の世界でも同じことがいえると思います。誰でも，自分の努力が報われればうれしいものですし，仕事を通じて多かれ少なかれ成功を人に伝えたい，評価してほしいといった自己顕示欲にとらわれることもあるでしょう。人から認められたい。それは，人間であるがゆえの当然の欲求です。しかしそこで立ち止まり，「この成功は本当に自分だけのものなのか？」と振り返ることがとても大切なのだと思います。自分だけでなく，家族やまわりの人のサポート，そして看護の対象になる患者さんやその家族，職場の人たちといった人的影響，タイミングや環境，そして運。これらの何か1つが欠けただけでも，その成功は為し得なかったものかもしれません。そう考えれば，すべては自然の摂理に従って「起こるべくして起こったこと」。この成功は，自分の力だけで為し得たものではない。自然の大きな流れのなかで起こったことであって，そこには人智を超えたものの力が働いているのだと慎み深くとらえられる人は，自分の功績にあぐらをかいて他者をないがしろにはしないのです。

　農でいえば，ただただ「ありがたい天の恵み」と感謝するだけ。看護でいえば，何かの取り組みが成功したその根本には「自分だけでなく，複合的な要因が重なりあった結果」。ただそれだけなのです。このような心持ちが，日々の生活や看護に大いなる影響を与えるのではないでしょうか（続く）。

喪失と再生に関する私的ノート
[NO.21 ハイリスク者をどうとらえるか]

NPO法人相双に新しい精神科医療保健福祉システムをつくる会
相馬広域こころのケアセンターなごみ所長／精神科認定看護師
米倉 一磨 よねくら かずま

　東日本大震災後，被災者をはじめとしたメンタルヘルスの問題を抱える住民にどうアプローチするか。現在もこの課題にぶつかっています。長年病院勤務の看護師として育ってきた私は，患者が訴え出ることを待つことに慣れてしまい，こちらから出向く「アウトリーチ」は，異次元の世界でした。

　当初，震災後，急遽委託された精神障害者アウトリーチ推進事業（震災対応型）は，『福島県立医科大学こころのケアチーム』の引き継ぎや保健所や保健センターとの連携があり，早くから軌道に乗りました。ところが，地域で暮らす住民のメンタルヘルスの問題は，原発事故の避難が長期化するごとに複雑さを増していきました。さらに，2014（平成26）年4月からは，南相馬事務所が新たに開設し，いままで『ふくしま心のケアセンター』が南相馬駐在として保健センターと協同していた活動がそのまま引き継がれました。

　南相馬市は，津波の被害にあった遺族も多く，そこに原発事故による避難や健康不安などの複合的な問題が重なっています。特にこの市は，原発事故により自主避難を迫られ，震災関連死が市町村のなかでいちばん多い市です。施設や病院に入院・入所となっていた方が，避難を余儀なくされるなかで，もともとの病状悪化や，長期化する避難生活により生活習慣病が悪化してしまったことが原因です。言ってみれば，「いまも」被災しているのです。

ハイリスク者とは

　これまで日本を襲った震災においては仮設住宅や復興住宅における孤独死がクローズアップされ，専門職の密な見守りが必須であると認識されるようになりました。このことも，心のケアセンターが設立された理由の1つです。

　ハイリスク者とは，いったい誰のことを指すのでしょうか。アンケートや健康調査で自分の心と体の不調を訴えることのできる住民のなかにも，いますぐにでも医療・保健・福祉につなぐ必要のある方もいます。逆に，アンケートを書くことすらできない方，近隣と孤立するなかで，誰にも相談できずに苦しんでいる住民もいます。

　支援者のなかには，住民の孤独死を防ぐために，毎日利用者の車が動いているかどうかを確かめるための目印を置く人もいました。支援者には責任が重くのしかかり，支援者自身の健康状態が不安定になっているという話も聞かれます。

　このように，支援者全体で疾患や困難事例か

らの打開策を考えることや，住民全体が予防的観点からセルフケアを向上できるように支えることも私たちの仕事です。

自立支援協議会の部会長になる

2014年の4月，相馬市から自立支援協議会への参加の依頼がありました。震災前から，私たちの活動を施策に反映したいという思いがあったので，これはうれしい依頼でした。特に相馬市は精神科病院や診療所がなく，支援につながりにくい精神障がい者が多いことは，『福島県立医科大学こころのケアチーム』の活動からも明らかでした。就労部会，子ども部会，生活部会の3つの部会があり，私は，生活部会の部会長になりました。

1年かけて，震災への備え，支援につながりにくい者への対応，震災後に避難し帰還を望む者への対応（主に精神科病院）などについて話しあいが行われ，新しい施策として実施されることになりました。

メンバーの錚々たる顔ぶれを見て，自分が部会長になったことを後悔しました。なぜならば障がい者を支援する施設の方々の多くは，高齢者などの介護サービスに遅れをとった障がい者施策に強い憤りを感じていたからです。脇の下に汗をかくほどの緊張を経験した後，1つのことが見えてきました。それは，障がい者にかかわる事業所はさまざまな困難を抱え，行政に「どうにかしてほしい」という気持ちが強く，反対に行政は「どうしてほしいのか，具体的な形にしてほしい」と感じており，両者は平行線をたどっているということです。「では具体的に施策に反映するにはどうしたらよいか」と問いかけると，具体的な意見が出てこないことがよくありました。

支援につながりにくい住民のために

精神障がい者の場合，両親が元気なうちは子どもが発症しても親が面倒をみることがよくあります。子どもへの愛情もありますが，特に精神疾患の場合，「世間には知られたくない」という気持ちがあるため，本人にわからないように服薬させる，たとえば「味噌汁に投薬」などがあります。ところが，両親が年を重ねサポート力が低下し，服薬ができなくなると，近隣からの苦情や暴力となって問題が表面化し，はじめて相談機関につながります。

被災者も同様に，うつ状態，認知症，不眠が悪化してから精神科をはじめとした相談機関に受診や相談をすることがよく見受けられます。これらを改善するために，私たち支援者は，あらゆる世代の住民に，啓発活動や相談機関の周知，精神疾患のスティグマをなくすための活動を行うとともに，支援者の対応力も向上させる必要があります。そのためには，国や県，市町村を動かす住民レベルの声を拾い上げていく必要があります。

前にも書きましたが，私たち精神科看護師は，「何をしているのか」を住民に説明することが苦手なように思います。ですが，被災地で必要とされている心のケアの意味をわかりやすく住民に伝えることが，ハイリスク者への支援につながる第一歩であると信じています。

（次号に続く）

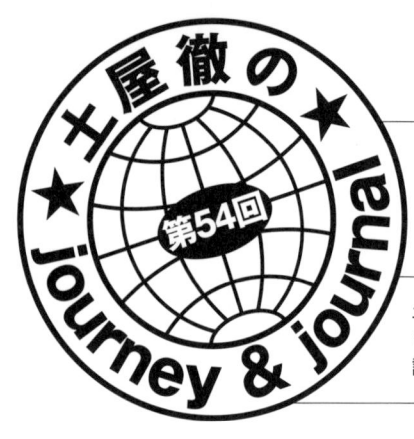

土屋徹の journey & journal 第54回

「土屋さん，お薬ってなんのために服用するのかね？」

土屋徹，office 夢風舎 舎長。その他，クリニックに勤務しながらフリーランスとして全国を飛びまわり，精神保健福祉関連の研修を行う土屋さんが，〈個人的に肌で感じた〉，看護師さんが知っておいて損はない精神保健医療の動向とニーズを紹介します。

「職員が言うから」飲む？

ある施設での仕事中に，患者さんから「土屋さん，お薬ってなんのために服用するのかね？」と聞かれました。病院で勤務していたときには，このような質問を受けることはありませんでした。逆に「○○さんはなんでお薬を毎日飲んでいるのですか？」と聞くことはあり，多くの場合その返事は「だって，飲まないと土屋さんは怒るでしょ。先生や職員がうるさいし，飲めっていうからだよ」というものでした。そのたび，自分のかかわり方を反省することが多々ありました。同時にお薬のことをまったく知らないで服薬を続けていることのすごさと，癖づけ（あまりよい言葉ではないですよね）されているような服薬の時間に疑問をもちました。

押しつけではなく

では，お薬はなぜ服用するのでしょうか？
何人かの看護師さんに聞いたことがありますが，やはり「病気や症状をよくするために服用する」という答えが大半でした。私たち看護者からすると，病気を患い，症状をもっている方々には「病気がよくなるし，症状もなくなり，和らいでいきますから飲みましょう」と伝え，説得したくなるでしょう。しかし，そのように伝えたときに「俺は病気じゃない。症状だってないし……。だから飲まなくてもいいんだ」と言われたことが何度もありました。病院に勤務していた時代には，そのつど「この人は病識のない患者さん」というレッテルを張ってしまい，結果的に患者さんの「問題点」ばかりをとらえてしまっていました。

そうした経験から，私は『病気や症状をよくするから服用する』ということだけでなく，患者さんにはもっと違う意識をもってお薬と付きあってもらいたいと思います。ただ，やはり個別のかかわりのなかでは，ついついお薬の話になると「病気だからお薬を服用するんですよ」といった言葉が無意識のうちに自分の口から出てしまい，患者さんから「ただの押しつけじゃないか！」と怒られることもあります。何度反省しても，やはり病院時代のかかわりが染みついてしまっているのでしょうね。

私のやり方

話は戻りますが，患者さんになぜお薬を服用するのかを知ってもらう，考えてもらうときに，私は以下の手順で話を進めていきます。

①「いま現在，なぜお薬を服用しているのですか？」，②「お薬を服用して，よくなったこと・変わったことはなんですか？」，③「これからの目標や希望はなんですか？」，④「希望や目標を叶える・めざしていくために，身体や

気持ちなどのうえでしんどいことや治したい体調はなんですか？」，⑤「③で出たことに対して，もしお薬を飲んで改善するとしたら，どんなお薬を服用したいですか？」，⑥薬の説明（作用や副作用など）を対象者に合わせて伝えたり，相互にやりとりする，⑦「自分自身で夢や希望を叶えるためには，どのような処方がいいのか考えてみましょう」，⑧医師にお薬についての話をするときのコツを一緒に考え，ロールプレイなどを加える。

　こうした手順です。先日，ある方とこのやりとりを行ったのですが，以下のようにまとまりました。

　①「医師に飲めと言われた」，②「前よりも眠れるようになった・やや眠気が残る」，③「働いてお金をもらって車がほしい」，④「仕事のことを考えると不安になったり，時々眠れなくなってしまう。そうするとイライラすることがある」，⑤「イライラをなくしたり，不安にならないようなお薬かな」，⑥薬の説明については，テキストを使って一緒に話す，⑦「デパス・ハルシオン」。

　最後に「お薬はなんのために飲むのだろうね？」と問いかけると「なんとなくだけど，車を買うためには働かなきゃいけないし，自分の体調がよくなれば働くことができるかもしれないから。薬はそのことに向けて飲むのかも」と話してくれました。多少こちらからの促しもあったかもしれませんが，病気を治すということだけでなく，希望があるから服用するといったような気持ちの変化を語ってくれました。

　ある方は「自分自身が病気の意識がなかったり症状について知らないときに，『病気を治すためとか症状をなくすために服用するんだよ』と言われても，はっきり言ってよくわからないのですよね」と言っていました。『目標や希望に向かっていくために，お薬が自分自身を手助けしてくれる』，そんな発想で患者さんとお薬について語りあえたらいいですよね。

　私はこうした方法をグループで行うこともあります。基本的な進め方は個別のものと同じですが，司会を参加者のなかから選んで進めていきます。まず，ウォーミングアップでは「いま，なぜお薬を服用しているのか」「お薬を服用してよくなったこと・変化したこと」について話してもらいます。その後，各質問に対する自分自身の答えを紙に書いていただき発表しあいます。お薬の説明についてはテキストなどを用いてスタッフから説明するだけでなく，それぞれがどのようなお薬を服用しているのかを伝えあいながら，作用や副作用について語る時間を多くとります。最終的には医師に希望を伝えるというロールプレイなども行うのですが，シナリオをつくってSSTの時間に練習することもあります。そうしたやりとりですが，同じ経験をもつ人たちの声を聞くことで「服薬をしているのは自分だけではない，同じように目標をもって服薬をしている人がいた」といった，グループだからこそ得られる感想も聞かれます。

　そうそう，このようなお薬のやりとりですが，個別・グループを問わず，初めてお薬を飲みはじめた方，急性期病棟に入院をされている方に対して，積極的に取り入れていってほしいなと思います。

ブログ，よろしかったら見てください→
「つっち～のお部屋　私のつぶやき」
http://tuchi-t.cocolog-nifty.com/

坂田三允の

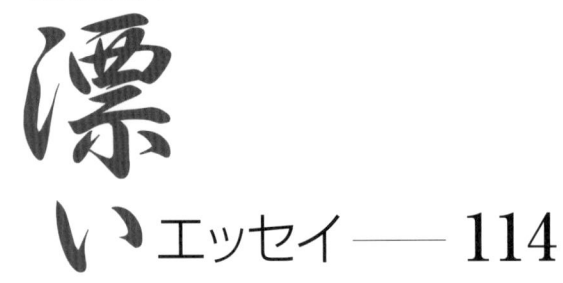

漂い

エッセイ――114

ファストフード医療？？

このところしばらく鳴りを潜めていたかに見えたTPP交渉問題がいよいよ大詰めを迎えていると今朝（7月31日）のテレビで言っていた。ずいぶん前からさまざまな議論がなされてきたことを知ってはいたが，頭の上の蠅を追うのに精一杯で，大所高所から何かを考えるなどということから程遠い生活が続いていた私には，いま世界がどうなっているのか，ほとんど何もわかっていなかった。関税が撤廃され，貿易が自由化されることによって，いろいろな物が輸出入できるようになるらしいけれど，そのことで反対に日本の生産者がとても困る場合もあるとのことだし，遺伝子組み換えの野菜や果物が無制限に入ってくることも安全性の観点から疑問が残るなど，そのレベルのことしかわかっていない。日本医師会が反対しているのはなぜなのか，といったことになるとまったくわかっていなかった。

だが，知人に勧められて読んだ本にその答えが載っていた。その本の名を『沈みゆく大国 アメリカ』とその続編『沈みゆく大国 アメリカ―〈逃げ切れ！ 日本の医療〉』という。著者は堤未果さん。東京生まれだが，ニューヨーク市立大学で修士号を取得し，現在はジャーナリストとして活躍中の才媛である。

この本はアメリカの医療保険制度とその実態についての説明から始まる。アメリカには日本のような保険制度がないことは知っていた。そして，医師がどのような診断書を書こうとも，保険会社が認めてくれなければ，治療の費用は保険では支払ってもらえないのだという話も聞いていた。だが，それがいかに大変なことであるのかということについては実感が伴っていなかった。むしろ，日本でも大きく宣伝されているとおり，アメリカの医療保険は支払いがよいと聞いており，実際に私も加入している。昨年夫が倒れたときにも「保険をかけていてよかった」と思ったものだ。

しかし，この本を読んで，私たち日本人がどれほど医療に関して恵まれた環境にいるのかを実感した。私がアメリカの保険をかけていてよかったと思えた

坂田三允
さかた みよし
多摩あおば病院看護部顧問（東京都東村山市）

Miyoshi SAKATA
TADAYOI ESSAY

のは，夫が日本の公的な保険である国民健康保険の被保険者であったからであり，高額療養費制度に助けられて実際に病院に支払った入院費は覚悟していたものよりも少なくてすんだからなのである。もし国民健康保険がなかったら，アメリカの生命保険の支払いだけでは到底医療費を賄えなかっただろうし，たとえ保険で賄える範囲であったとしても，保険金が出るまでに立て替えなければならない費用を捻出するのに一苦労したはずだ。もちろん，もっと高額の掛け金の保険に入っていたら大丈夫なのかもしれないが，それはそれで保険金の支出が家計費を圧迫するに違いない。

アメリカの話に戻ろう。先に述べたように，アメリカには高齢者や障がい者用の保険の「メディケア」と最低所得層の人々のための「メディケイド」という保険以外に公的な保険はない。だから，高額所得者以外は無保険者が多い。そのような状況のなかで，オバマ大統領は「もう誰も，無保険や低保険によって死亡することがあってはならない」と宣言し，2010年「医療保険制度改革法」（通称・オバマケア）に署名した。この法律を通すまでの困難な道のりは日本のマスコミでも盛んに報道されていたので，記憶に残っている。私はその時点ではオバマ大統領の言っている制度は日本の皆保険制度と同じようなものだと理解していた。だから，それが議会を通ったというニュースが流れたときにはよかったねと思ったものだ。ところがそうではなかった。この法律によってアメリカでは医療保険に加入することが義務づけられたが，その保険というのは保険会社が売り出す保険だったのである。

この法のもとで行われたことの結果の悲惨さはとてもたくさんありすぎて書ききれないので，ぜひ本書に目を通していただきたいのだが，幸せになったのは保険会社と製薬会社の幹部のみなさんと一部の投資家さんたちだけ。アメリカと日本は考え方も仕組みも異なるので，現在の段階では日本は保険会社にも製薬会社にも一部の投資家さんたちにも取り込まれていない。しかし，TPPでアメリカが日本に要求しているのは，公的な保険制度である国民健康保険の撤廃と混合診療の導入らしい。

保険会社が作成した治療マニュアルにそった治療（それは医療のファストフード化だ）のみに報酬が支払われ，そこからはみ出した治療をすれば，それは病院の持ち出しとなる。保険適用の薬剤は極端に制限され，それ以外の薬はすべて自費。混合診療とはそういうことだ。もちろん保険の種類によって適用の薬剤は異なる。高額の保険であれば高価な薬品もOKであるということはいうまでもない。

地獄の沙汰も金次第どころか，地獄に行く前の命も金次第ということだ。「無知」であることは弱さにつながるとこの本の著者はいう。私たちの国日本の優れた「社会保障」である国民皆保険制度を守るためには少しでも賢くならねば。がんばれ，日本医師会！！

本との話

岡本一郎　おかもと いちろう
特定医療法人寿栄会 有馬高原病院
精神科認定看護師 退院調整領域（兵庫県神戸市）

精神障害者の地域移行支援
退院環境調整ガイドラインと
病院・地域統合型包括的連携クリニカルパス

古屋龍太 著
中央法規出版　定価（本体3,400円＋税）　2015

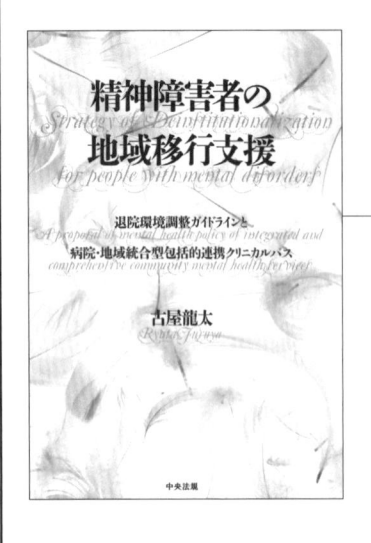

地域移行支援の現状を知ることから

　本書は精神保健福祉士（以下，PSW）である著者・古屋龍太氏の博士論文の一部を読みやすく書籍化したものである。大きくは，第Ⅰ章「病院編」，第Ⅱ章「地域編」，第Ⅲ章「連携編」からなる。それぞれの立場や視点からの実践研究，調査研究，支援方策追求を通じて「精神障害者の地域移行支援のあり方」が論理的に提言されているのだが，とてもていねいに現場に寄り添った内容になっている。

　序章では，わが国の精神保健福祉施策の変遷を説きつつ，その結果未だ多くの長期入院患者が存在する事実を踏まえ，「標準的な地域移行支援プログラム構築」に向けた活動の必要性について言及している。

　私たち看護師のなかには，精神保健福祉の動向を客観的にとらえ，みずからのケアや支援につなげることを不得手とする人が少なくないのではないだろうか。たしかに，国の指針や各種制度，事業内容などには理解しづらいところもあるが，「いま何が起こっているのか」「どのような方針が示されているのか」「具体的な施策とは」を理解することで，いまの自分の立ち位置，そしてやるべきことが見えてくるのは確かである。その結果，ケアや支援の幅が広がることは言うまでもないだろう。

病院に必要な仕組みとツールの開発

　第Ⅰ章「病院編」では，国立精神・神経センター武蔵野病院（現・独立行政法人国立精神・神経医療研究センター病院）の精神科慢性期開放病棟を退院促進研究班のモデル病棟と位置づけ，著者のPSWとしての実践のなかから，長期入院患者の退院を可能にする方法と手順を明らかにする取り組みが記されている。具体的には，退院準備プログラム，地域移行コーディネート・ガイドラインを示したうえで「退院環境評価表」「退院準備チェックリスト」「地域生活ニーズ尺度」など，現場で即実用できるであろうツールの開発・紹介がなされている。

　先述のモデル病棟には，「退院意欲の低下」「病院が生活の場となっている」「家族の不安が強い」といった理由で社会的入院に至っている患者が多く存在する。また「退院」という言葉が，患者の病状を不安定にするとの理由からタブー視されている特徴があった。こうした事態に直面している支援者は少なくないであろう。実際，筆者もその1人である。「退院したくない」と言う患者，「退院してほしくない」と言う家族を前に，何から手をつけたらよいのかわからず，茫然とした経験を思い出す。このとき本書に出会っていたならば，プログラム，ガイドラインを参考にして，「何が退院を阻害し，何が地域移行を促進するのか」という課題を早期に整理し，よりシステマティックな支援を展開することができたであろう。

BOOK REVIEW

また著者は，患者個々の環境条件に視点をあてることの重要性を説く。なかでも，病院自体が患者の退院を阻害する環境要因になりかねないことに警鐘を鳴らす。「精神科病院スタッフ自身が，自らの『施設症』とパターナリズム思考から脱却し，患者本人の力をベースに，退院促進要因を探っていく姿勢が求められる」と言い切り，ガイドラインなどの作成によるスタッフの意識改革にも大きな期待を寄せる。恥ずかしながら，これは筆者自身の課題でもある。当院は，もしくは自分は，「大丈夫」と胸を張って言い切れる精神科病院や支援者が多く存在することを切に願う。

地域の苦しい実情と課題

第Ⅱ章「地域編」では，2012年度から個別給付化された地域移行支援事業について，地域の事業所や県行政を訪問し，ヒアリング調査を行った結果を通して患者，病院，地域それぞれのメリットとデメリットが明らかにされる。著者は「個別給付化により利用対象者層は広がり，今後の活用が期待されるが，長期入院してきた患者たちが自ら利用申請を申し出るとは考えにくい」とし，そこにつなげるまでの，病院・地域・行政が一体となった支援体制が必要不可欠であると論じる。

「退院したい」と自分の意志を表出できる患者のほとんどが退院しており，その意欲をもてない患者が長期入院者として残存しているというのが現場にいる筆者の実感である。よって地域連携を進めながら，退院意欲の喚起，維持，向上をいかに効果的になせるかが，今後の地域移行支援の推進力を左右する。一方で個別給付化によって地域格差が生じている現実と，福祉サービス報酬単価が低く設定されていることによるマンパワーへの影響が大きな課題であることを心に留めておきたい。

病院と地域，多職種の協働とクリニカルパス

第Ⅲ章「連携編」では，出す側の病院と出される側の地域という二項対立ではなく，同じ方向・同じ目標に向けた協働関係を有効に結ぶための「包括的地域移行支援連携クリニカルパス」が提案される。これは「準備期」「導入期」「支援初期」「支援中期」「退院準備期」「定着期」の各段階における専門職の役割と支援の必要性を明確に可視化したものである。病院と地域の有効的な協働関係の形成は，各々の施設において常に課題となっているはずである。同じ方向・目標に向けて動いているという実感にのみ頼ってしまってはいまいか，筆者もあらためて考えさせられた。また筆者の体験からも，病院と地域との間で「いつ何をするか」という，支援のタイミングに関するズレが生じることがある。本書で著者が提案するクリニカルパスでは，こうした時間軸もていねいに扱われており，実用性は高い。

最後に，PSWとしての専門性が遺憾なく発揮されている本書は，他職種がPSWの仕事や専門性への理解を深めるための一助となるはずである。同時に，チームでの支援に行きづまりを感じた際に，みなで立ち返るバイブルとしても活用していただきたい1冊である。

Book of the month
書籍紹介

耳の傾け方
こころの臨床家を目指す人たちへ

松木邦裕 著　岩崎学術出版社　定価（本体2,700円＋税）　2015

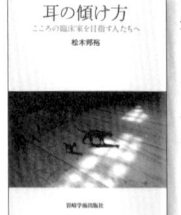

「こころの臨床家」という表現を本書ではたびたび使っていますが，こころを支援する職業での専門的な聴き方を著そうと努めました。それは同時に基礎技術でもあります。（「はじめに」より）

精神科臨床の足音
〈私〉を〈希望〉に調律する日々

杉林稔 著　星和書店　定価（本体2,800円＋税）　2015

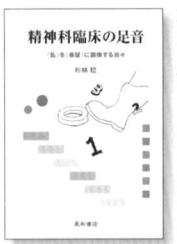

本書に収められた著作は，どのテーマも自前の言葉と身をもっての体験と子どものように駆け巡るイメージ群から出発し，臨床感覚を唯一の基盤としている。手工芸品のような手触りを感じ取れる珠玉の著作集。（帯より）

対人関係とコミュニケーション
依存症・触法精神障害者への支援から考える

渡邊敦子　安齊順子 編著　北樹出版
定価（本体2,400円＋税）　2015

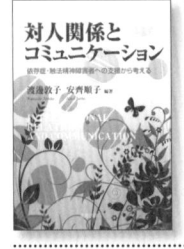

精神科領域のなかでも，対象者の精神状態がより不安定であり，司法など特別な処遇を受けている場合の多い依存症や触法精神障がい者への支援方法を，実践例をもとに対人関係技術やコミュニケーションを切り口にして解説。

条件反射制御法入門
動物的脳をリセットし，嗜癖・問題行動を断つ！

平井愼二　長谷川直実 著　星和書店
定価（本体1,200円＋税）　2015

治療が困難といわれる薬物乱用，アルコール症，過食症，自傷行為，窃盗癖，強迫行為，ギャンブル，ストーキングなどの嗜癖行動に対して，絶大な効果！（帯より）

オープンダイアローグとは何か

斎藤環 著・訳　医学書院
定価（本体1,800円＋税）　2015

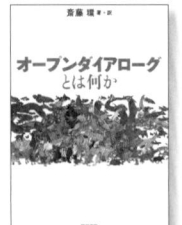

フィンランド発，精神医療を刷新するアプローチ。シンプルきわまりないこの手法がなぜ驚くほどの効果を上げるのか！？（帯より）

アディクション臨床入門
家族支援は終わらない

信田さよ子 著　金剛出版　定価（本体2,800円＋税）　2015

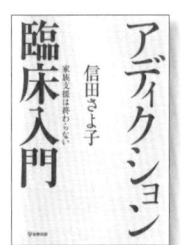

アディクションにおける「当事者」とは誰か？　「抵抗とともに転がる」とは何を意味するのか？　「家族の変化の軌道点」はどこにあるのか？　カウンセラーとクライエントの「共謀」とは何か？（帯より）

異端の看護教育
中西睦子が語る

中西睦子 著（聞き手・構成：松澤和正）　医学書院
定価（本体2,200円＋税）　2015

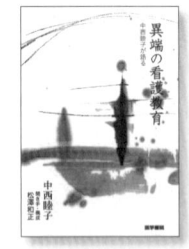

本書は，雑誌『看護教育』で連載した「ナースよ，リアリストたれ！　中西睦子が語る看護と教育」を再整理し，加筆・修正を加えてまとめたものである。これまでの看護教育で，暗黙のうちに隠されていた部分を明確にするために，鍵となる視点を示したい。（帯より）

障害者権利条約とやどかりの里

やどかりの里45周年記念出版編集委員会 編　やどかり出版
定価（本体1,600円＋税）　2015

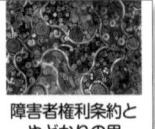

やどかりの里の実践を素材にした本書は，権利条約を絵に描いた餅にしないために，権利条約を実践に引き付けて考えていく試みである。やどかりの里のそれぞれの現場でコツコツと実践を積み上げる人たちが，等身大の言葉で伝えているところに本書の特徴がある。

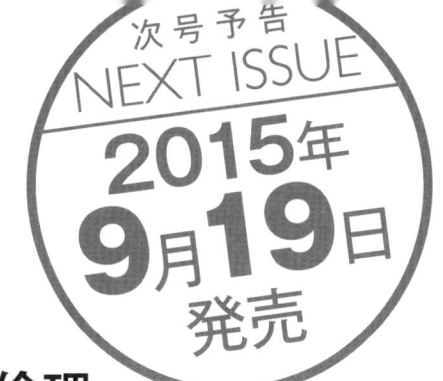

次号予告 NEXT ISSUE
2015年9月19日発売

精神科看護 2015/10
THE JAPANESE JOURNAL OF PSYCHIATRIC NURSING

特集 **現場で考える精神科看護の倫理**

ケースで見る倫理的課題とその後の対応
他院の倫理カンファレンスを見てみよう
倫理問題と組織構造
当事者と医療者―倫理的着目点の違い

Editing Post Script

◆今春から大涌谷の火山活動が騒がれている地元・箱根町に帰省してきました。行楽シーズンに限らず，週末多くの観光客で賑わうはずの箱根湯本駅前の静けさには一抹のさびしさを覚えますが，一方でその静けさは箱根の別の一面にも目を向けさせてくれます。ある施設は箱根の現状を「自然の無事」と形容していました。火山活動でさえ（こそ）箱根に豊かな自然がいまなお息づくことの証左であり，そう思って周囲を見渡せば，絵葉書のようにしたたかに用意された風景も，人為の及ばない存在として本来の豊かな姿を垣間見せてくれます。今秋，活力と静けさの共存する箱根に是非。　　（M）

◆患者さんのそばにいたくても，他の業務が山積して，できない。現実，看護業務は多忙，だと思います。その現実を踏まえるならば，いなくてもいる，というケア感覚を患者さんに届けることができるならば，それは精神科看護の1つの真骨頂ではないか，特集を編集する過程で思いました。ただいなくてもいる，というあり方はほぼ達人的な域のモノ。とはいえ，そうした看護師も実在する。濃い暖かな余韻を残す人。時空を超えた人。逆に，いてもいない，ことは驚くほど容易です。お互い気をつけていきましょう。　　（S）

Staff

●編集委員
木下孝一（特定医療法人共生会みどりの風南知多病院）
瀬野佳代（医療法人社団友会三恵病院）
畠山卓也（公益財団法人井之頭病院）
松岡裕美（東京医科歯科大学医学部附属病院）
南　敦司（医療法人北仁会旭山病院）

●編集協力
南迫裕子（公益財団法人神経研究所附属晴和病院）

●EDITOR
霜田　薫／鈴木基弘

●DESIGNER
田中律子／浅井　健

●ILLUSTRATOR
BIKKE

●発行所
（株）精神看護出版
〒140-0001　東京都品川区北品川1-13-10
ストークビル北品川5F
TEL.03-5715-3545／FAX.03-5715-3546
http://www.seishinkango.co.jp/
E-mail　info@seishinkango.co.jp

●印刷　山浦印刷株式会社

●本書に掲載された著作物の複製・翻訳・上映・譲渡・公衆送信（データベースへの取込および送信可能化権を含む）に関する許諾権は、小社が保有しています。

精神科看護
2015年9月号　vol.42 No.9　通巻276号
2015年8月20日発行
定価（本体価格 1,000円＋税）
ISBN978-4-86294-180-0

定期購読のご案内

月刊「精神科看護」は定期購読をおすすめします。送料，手数料は無料でご指定のご住所へお送りいたします。バックナンバーからのお申し込みも可能です。購読料，各号の内容，申し込み方法などは小社webサイト（http://www.seishinkango.co.jp/）をご確認ください。

求人情報

スタッフ募集中の施設を掲載しております。このページで紹介している施設は小社WEBサイト（http://www.seishinkango.co.jp/）でもご覧いただけます。

医療法人社団恵友会 三恵（さんけい）病院

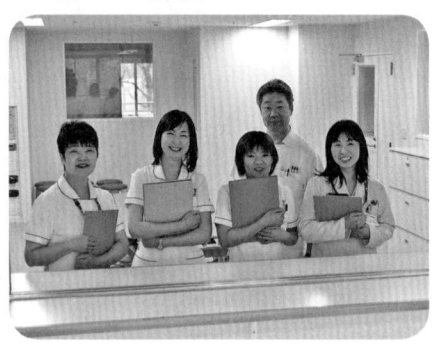

担当：瀬野　☎ 042-391-3035　〒189-0002 東京都東村山市青葉町3-29-1

20年後も30年後もずっと……。じっくり，ゆっくり働ける病院です！

- **職種** ◆ 看護師（正職員・パート）
- **資格** ◆ 看護師免許取得者
- **応募** ◆ お気軽に電話連絡の上，下記の書類をご持参ください。履歴書（写真貼付）・資格免状・筆記用具
- **給与** ◆（正職員）28.5万円～35万円（パート）時給1,350円～
- **待遇** ◆ 交通費実費支給，社会保険完備，退職金制度有，出産休暇・育児休業・介護休業制度有
- **休日** ◆ 土・日・祝日（ただし代行制），年間休日124日（夏季休暇，年末年始休暇含む）
- **賞与** ◆ 年2回
- **昇給** ◆ 年1回

- ● 終業時間が16：30なので，子育て中のママさんナースでも大丈夫！
- ● 改築直後の新棟で気持ちよく働けます。
- ● 定期的な研修の開催で，精神科が始めての方でもゆっくりと学ぶことができます。地域に開かれた病院として，地域高齢者を対象に認知症予防の「ふまねっと運動教室」を開催しています。
- ● 訪問看護のパートも募集しています！

勤務時間 ◆ 2交代制
　日勤：8：30～16：30
　夜勤：16：10～8：50
　※パートの方は日勤のみ・短時間勤務も可

やりがいを感じられる職場です！

- **診療科目** ◆ 精神科・神経科・内科　**病床数** ◆ 315床　**職員数** ◆ 約220名（2015年4月1日現在）　**病棟数** ◆ 6　**看護体系** ◆ 15：1基本料④・精神療養病棟②
- **ホームページ** ◆ http://sankei.or.jp/　※1号棟は2013年に完成，2号棟は2015年に完成しそれぞれ運用を開始しております。

特定医療法人共生会 みどりの風南知多（みなみちた）病院

担当：熊澤・吉村　☎ 0569-65-1111　〒470-3411 愛知県知多郡南知多町豊丘字孫廻間86

ホッとする癒しの環境で学んで成長していく　あなたも南知多病院で働いてみませんか？

- **職種** ◆ 看護師，准看護師（常勤・パート）※病棟勤務
- **資格** ◆ 看護師免許・准看護師免許取得者
- **応募** ◆ 電話にて連絡後，履歴書を郵送，または持参してください。
- **給与** ◆（常勤）211,300～283,300円（パート）時給1,340円～
- **手当** ◆ 休日手当，夜勤手当，残業手当，通勤手当，住宅手当，家族手当
- **休日** ◆ 年間休日111日，夏休み4日間，年末年始5日間
- **賞与** ◆ 賞与：年2回（実績3.5か月以上）
- **昇給** ◆ 年1回
- **福利厚生** ◆ 各種保険，研修の補助制度，退職金制度，育児，介護休暇，院内託児所完備，独身寮，職員駐車場（無料）など

勤務時間 ◆ 2交代制
　日勤：8：30～17：00
　夜勤：16：30～9：00

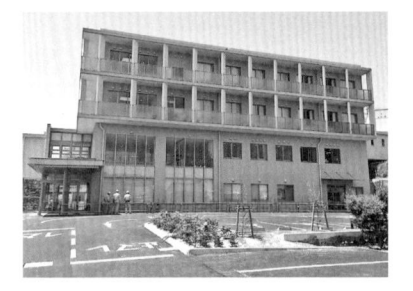

アットホームな雰囲気で働きやすい環境です

当院では「共生（ともいき）」の精神に則り，心の病を抱えた人々への援助を行っております。豊かな自然環境の中，家庭的な雰囲気の中で「こころ」を扱う仕事を，貴方も一緒にしてみませんか？　院内に託児所があるので，お子さんのいる方も働きやすい職場です。

- **診療科目** ◆ 精神科・心療内科・内科・歯科　**病床数** ◆ 269床　**職員数** ◆ 222名（2014年4月30日現在）　**関連施設** ◆ あっとほーむ「さくら」（グループホーム）
- **看護体系** ◆ 看護13：1（特定入院料・精神科急性期治療病棟に準ずる），看護20：1（特定入院料・認知症治療病棟に準ずる），看護30：1（特定入院料・精神療養病棟に準ずる）　**ホームページ** ◆ http://www.kyoseikai.or.jp/

公益財団法人 井之頭（いのかしら）病院

担当：多田野　☎ 0422-44-7151　〒181-8531 東京都三鷹市上連雀4-14-1

自分らしく，笑ったり泣いたり。"こころをつなぐ看護"を楽しみましょう！

- **職種** ◆ 看護師，准看護師（常勤・パート）
- **資格** ◆ 看護師免許または准看護師免許を有し2交代制勤務が出来る方
- **応募** ◆ 履歴書・資格免許の写しを郵送してください。書類が届いた後に面接日を決定いたします。
- **給与** ◆（常勤）月給：当院規定に準ずる（パート）時給：1,800円～
- **手当** ◆ 準夜手当，住宅手当，家族手当，給食手当（当院の給食を希望する者のみ），通勤手当
- **休日** ◆ 4週8休制，有給休暇（最大20日），年末年始（ただし病棟勤務者は振替休日制），夏季休暇（5日），特別休暇（慶弔など各種）
- **賞与** ◆ 基本給×4.15か月＋131,500円（2014年度実績）

- **福利厚生** ◆ 各種保険，院外研修・学会への参加補助，院内保育園，職員食堂，独身寮など

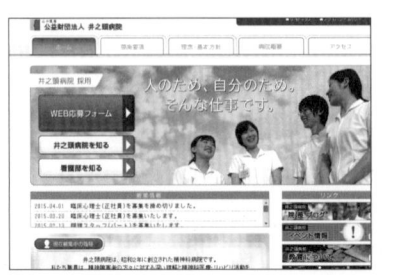

勤務時間 ◆ 2交代制
　日勤：9：00～17：00（早番・遅番勤務あり）
　夜勤：16：30～9：15

webサイトには院内教育活動やナースへのインタビューなど，充実した採用情報を掲載しております。詳しくは……

［井之頭病院］で［検索］！

- **診療科目** ◆ 精神科・神経科・心療内科　**病床数** ◆ 640床（年間入院患者数：1,125名／年間退院患者数：1,132名）　**職員数** ◆ 501名（うち看護職員316名）※2015年6月1日現在　**病棟数** ◆ 12棟（高齢者合併症治療病棟：2病棟，準急性期治療病棟：5病棟，急性期治療病棟：2病棟，アルコール依存症治療病棟：3病棟）
- **ホームページ** ◆ http://www.inokashira-hp.or.jp/